「子ども漢方」
診療ノート

なかしまこどもクリニック 院長

中島 俊彦 著

南 山 堂

序

　わたしはつい15年ほど前まで，西洋医学一辺倒で医療をやってきました．それで十分だと思っていました．困ったことがありませんでした．しかし，開業する直前に西洋医学ではどうしても治らない症例に出会いました．今思えば過去にも同様の症例を経験しており，その時は「こんなものだろう」と対症療法で対応していました．

　開業後，井齋偉矢先生に出会い，講演を聞いて目から鱗が落ちました．現代医学の立場にいながら漢方薬を処方できる，今まで治らなかった症例が治るのを経験しました．それからというもの，毎年のように先生の外来を訪ね，「漢方処方」について学んできました．私は小児科医ですので，小児を中心に外来をしています．漢方薬を使うことによって今までうまくいかなった症状がスッと治っていく，劇的に改善していく様子を多く見てきました．患者さんや保護者の方と手を取り合って喜べる瞬間を多く味わってきました．

　この本は漢方の知識ゼロからスタートした医者が，臨床を中心に積み上げてきた1つの集大成です．目の前にいるお子さんの症状が，この本に書かれている「漢方処方」で，少しでも快方へ向かってくれたらありがたいです．お子さんが，保護者の方が喜んでいる姿を見ることができる，それが私の幸せです．

2020年冬

なかしまこどもクリニック
中島俊彦

CONTENTS

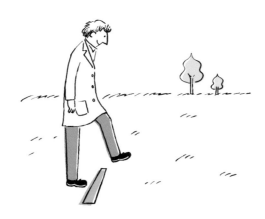

第2章 「漢方処方のコツがわかる」診療ノート

第 **1** 章

「漢方がザッとわかる」
診療ノート

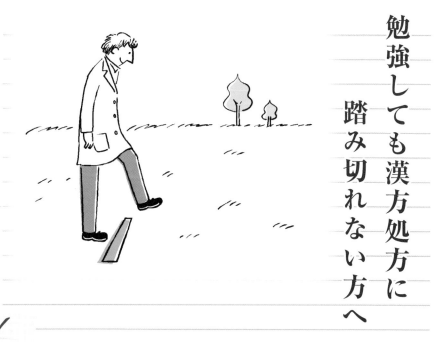

勉強しても漢方処方に踏み切れない方へ

漢方処方を阻む壁—エビデンス

　最近，医師等を対象に漢方薬に関する講演を行う機会が増えた．日本小児科学会で「小児科における漢方治療の現状と未来」をテーマに講演したときは立ち見が出るほど大盛況だった．活発な質疑応答もあり，漢方に関心の高い小児科医が多いことを実感した．

　しかし一方で，漢方薬に関心があり，勉強会に参加して知識を持っているにもかかわらず，日常診療で漢方薬を積極的に使ったことのない医師が多いことも痛感する．エビデンスが少ないことで，漢方薬の使用をためらう医療者には「エビデンスが確立しているものから使ってみたらどうですか」と伝えている．漢方薬のエビデンスに関する情報は，日本東洋医学会のホームページ上の「漢方治療エビデンスレポート2013」が参考になる．

漢方処方を阻む壁─使用経験

　漢方薬の使用を今一歩，踏み出すことができずにいる場合は，自分で試してみるのが一番である．速効性を自ら体験すると，漢方薬に対する思いが大きく変わる．

　ゴルフが好きな方であれば，芍薬甘草湯がおすすめである．コースを回っている途中，こむら返りが起こったときに芍薬甘草湯を1～2包頓服すると5分ほどで改善が期待できる．しかも継続して服用すると，次第に足がつる回数が減り，あとから生じる筋肉痛を軽減する．最近はマラソン大会のスタート地点で芍薬甘草湯を服用する人が多いと聞く．

　芍薬甘草湯は，筋肉の収縮により惹起する痛みなら，部位に関係なく効く．月経痛，ギックリ腰，尿路結石などにも有効で，最近は救急外来でも使用されている．急性胃腸炎による腹痛のときも，西洋薬に追加して使用できる．

　また，花粉症で困っている方は，小青竜湯を1包頓服すると，鼻汁，くしゃみ，目のかゆみが数十分程度ですっきりする．天気が悪くなると，いつも頭痛がするような方は，五苓散を2包頓服するのがおすすめである．

　自分自身で効果を実感したら，周りの看護師や薬剤師にもすすめて効果を実感してもらうと，漢方診療をよりスムーズに進めることができるだろう．

保護者のニーズと医師の使命

　最近，漢方薬のニーズは確実に高まっていることを実感している．患児の保護者から「漢方薬を使えないでしょうか？」と相談されたとき，「うちでは処方しません」では済まない状況になってきた．仮に自分で使用していなくても，受診者側に1つの選択肢として漢方薬の情報を提供することは，医師の使命と考える．

　漢方薬を使用するはじめの一歩として，現在の処方に追加する形で使用してみるとよい．西洋薬との併用は基本的に問題ないが，同時服用ではなく，服用するタイミングを30分以上あけるようにする．

　疾患には必ず炎症が伴うので，西洋薬とともに漢方薬の抗炎症作用を利用すると，ある時点でみるみる軽快していく瞬間を経験する．最低1週間服用したのちに様子をみる．短期投与で大きなトラブルが起こる心配はほとんどない．

　一方でなかなか治らないケースもある．しかし，患児と真摯に向き合い漢方薬を選択することにより，劇的に軽快した経験もある．成功体験を重ねるうちに，自分の得意な処方が1つずつ増え，漢方薬の選択にも自信を持てるようになるだろう．

漢方薬をイメージチェンジする

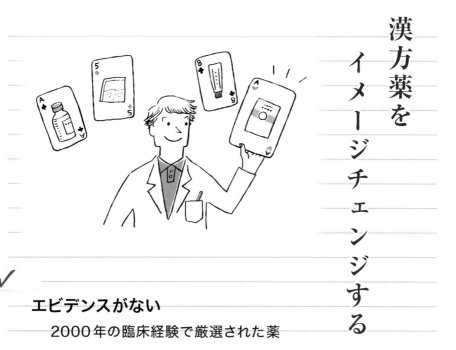

✓ エビデンスがない
2000年の臨床経験で厳選された薬

　前項でも触れた通り，漢方薬は現在もまだエビデンスが不足しており，使用にあたりエビデンスの少なさを心配する声も多い．しかし，保険適用となっている漢方薬の多くは，約2000年前に編纂された漢方処方の原典『傷寒論』に収載されているレシピである．2000年という年月の中で効果のないもの，リスクの高いものは，当然自然淘汰されている．

　このような歴史的背景を鑑みると，エビデンスの全解明を待たずとも，"臨床の場でもっと活用しましょう"と提言したいのである．筆者の日常診療での手応えは，漢方薬の選択が鍵となるが，80〜90％の高率で効果が得られている．西洋薬と併用することもあれば，漢方薬単剤で使用することもある．

　一方，確かに漢方薬は数千年来の症例の蓄積があるが，科学的な検証は積極的に行われてこなかったことは事実である．そこで2012年，井齋偉矢氏（日高徳洲会病院院長）が中心となり，サイエンス漢方処方研究会を設立し，保険適用となっている140種類以上の漢方薬について，科学的な研究データの集積・整理が進められている．筆者も幹事として同会に参加しているが，年1回シンポジウムを開催し，新しい研究データの発表や情報発信にも努めている．

　別の漢方関連団体の研究も含めると，主要な漢方薬については，西洋医学的な見地から作用機序の解明が徐々に進んでいる．後述するが，科学的な裏付けに則り漢方薬を理解し，処方することはある程度可能になってきた．

速効性がない
『傷寒論』＝急性熱性疾患への効果が示された重要原典

　漢方薬は一般に，「長期間飲み続けることにより，じわじわと効果を発揮する」というイメージが定着している．確かにそのような効き方をする漢方薬もある．しかし，インフルエンザなどに使う漢方薬が，ゆっくりじわじわ効いていたら意味がない．

　そもそも，前述した『傷寒論』は，"急性熱性疾患"に対する処方をまとめたものである．同書が編纂された約2000年前は，腸チフスやコレラなどの致死率の高い伝染病が猛威をふるい，一旦流行すると，1つの村が壊滅するような状況であった．このような状況で必要とされたのは，急性期の症状に速効性を示す薬である．より早く，より切れ味のよい効果を発揮する薬が厳選され，『傷寒論』に収載されたと考えられる．現代の漢

方処方の多くは，当時のものをほぼそのまま踏襲している．

　筆者も漢方薬の速効性を外来診療や救急外来で日常的に経験する．39℃以上の高熱で漢方薬を服用した子どもが，翌日には36℃台にまで下がるケースは珍しくない．急性の軽い炎症であれば3日以内，遅くても1週間以内には治癒する．

　慢性疾患や体質改善を目的に漢方薬を使用している場合は，1ヵ月ほどで効果発現が期待できる．生後6ヵ月でアトピー性皮膚炎と診断され，抗アレルギー薬で長期間治療を受けていた乳児に，治頭瘡一方を処方したところ1週間で症状が改善した経験もある．

　このように，漢方薬の速効性を実感した例は枚挙にいとまがない．ところが，医療現場では「漢方薬は切れ味が悪い」「効いている感じがしない」という声がよく聞かれる．速効性どころか，効果自体が実感できないという医師もいるが，実はこれには理由がある．漢方薬は適切に選択されても，服用量・服用方法などが原因で効果につながらないことがある．

問診に時間がかかって大変
現代医学の知識があれば，診療時間は変わらない

　井齋氏により確立された新しい漢方処方の手法「サイエンス漢方処方」を紹介しよう．最大の特徴は，従来の漢方特有の観念的な理論はすべて取り払い，現代医学の知識だけで漢方薬を選択できるところである．西洋医学の鑑別診断と同様に，患者の見た目と問診から「特定のキーワード」を見出せば，誰でも容易に適切な処方にたどりつく．

　また，サイエンス漢方処方の手法では，診療時間が長引く心配もない．「この症状にはこの漢方薬」というシンプルなプロセスで漢方薬を選択す

るためである．これも大きな特徴である．初診時には10〜15分かけて，問診および漢方薬の説明をしっかり行う必要があるが，再診以降は通常の診療時間でほぼ対応できる．

当院では，1日約100人の患児が来院し，8割以上に漢方薬を使用しているが，診療時間を超過することはほとんどない．もちろん，症状によっては，じっくり問診したり，腹部や脈を診たりすることはあるが，それはあくまで確認のためで，基本的には視診と簡単な問診で漢方薬を絞り込む．各疾患・症状への漢方薬の選択については，第2章で詳細する．

苦くて小児には使いにくい
適切に選択すれば嫌がることは多くない

漢方薬は苦いものばかりではなく，甘い漢方薬もあれば，酸っぱい漢方薬もあり，シナモン様の香りがするものもある．いずれの漢方薬も服用したときに「おいしい」「飲みやすい」と感じたら，その子どもに合っていると考えてよい．繁用する漢方薬については，処方時に味まで説明できるよう事前に味見しておくとよい．

苦味の強い漢方薬を小児に処方しないよう指導する漢方医もいる．漢方薬に限らず苦味を嫌う子どもはいる．しかし，漢方薬の場合，苦くてもその漢方薬が身体に必要なときは，嫌がらずに飲むこともある．例えば，軽度のかぜ症状では漢方薬を嫌がる子どもでも，高熱でぐったりしているときは，嫌がらずに服用する場合がある．また，呉茱萸湯という苦味の強い漢方薬を，頭痛を訴えて来院した女児に処方したところ，問題なく服用することができた．ところが，頭痛の改善後は一切飲めなくなったということもある．漢方薬にはこうした不思議なところがある．

小児科診療でも漢方薬は強力な武器となる

　現在，筆者は日常診療で漢方薬を繁用し，週1回漢方外来を開いている．おかげさまで，西洋薬だけでは難渋していた諸症状に対し，突破口を見出せるようになった．漢方薬を使用するきっかけは，サイエンス漢方処方と出会ったことによる．

　昨今まで「漢方薬を処方するには，漢方特有の専門知識が必要とされる」と周知され，誰も疑うことはなかったように思う．東洋思想に則った哲学体系および経験論に基づいて，「四診」を行い，「証」を見極め，「気血水」を考慮して漢方薬を処方する手法である．その理論は難解で，現代医学に馴染まないものであったため，理解を深めることができなかった．

　しかし，サイエンス漢方処方という手法に出会ったことにより，小児科診療で漢方薬を使用する計り知れないメリットを経験してきた．効果がみられたケースでは，どちらの手法を用いても，最終的に処方される漢方薬は同じはずである．つまり，サイエンス漢方処方は，筆者にとってショートカットで漢方診療を進めることを可能にした．決して，古典的な漢方処方を否定するものではないことをご理解いただきたい．

小児科診療に
漢方薬を導入する
メリット

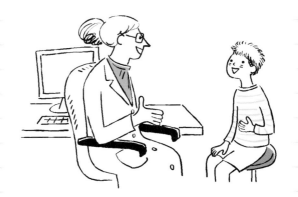

対応できない疾患が減る

　漢方薬を小児科診療に取り入れると，疾患への戦術が増える．筆者自身，漢方薬を使い始めたことで，対応できる疾患が確実に増えた．潰瘍性大腸炎，尋常性乾癬など，専門医を紹介するしかなかった疾患も，当院で対応できるようになってきた．

　逆に，専門医が難渋している患児が当院を訪れるケースも増えている．小児期にみられるアトピー性皮膚炎，気管支炎，副鼻腔炎など，西洋薬だけで寛解・治癒できず，慢性化している症例にも漢方薬を併用しながら治療を実践している．

　漢方薬の選択肢は幅広く，西洋薬との併用も含めると，処方パターンは多彩になる．治療戦術がいくつもあることは，小児科医にとって非常に心強いものである．

感染症およびそれに伴う諸症状への利点

　小児科の外来診療では，感染症によく遭遇する．特にウイルス性感冒が多い．そのため熱や咳，鼻汁，下痢など，炎症による諸症状に四苦八苦する場面にも遭遇する．これらの症状に使用する西洋薬は対症療法薬である．すなわち，症状を一時的に軽減する効果は期待できるが，治癒までの過程は患者の免疫力に委ねるしかない．

　また，細菌感染症は抗菌薬で解決できると考えがちだが，抗菌薬単独では細菌を減らす効果はあるものの，抗炎症作用はない．あらゆる疾患に炎症が関与していることを考えると，西洋薬のみの治療には限界がある．その限界を拡げる武器として漢方薬の力は有用である．

　漢方薬には炎症を抑える働きがある．そのため，感染症をよく診る小児科では大変重宝する．発熱直後の子どもが来院し，インフルエンザのキット検査で陽性反応が出なかった場合でも，「高熱」と「無汗」の2つのキーワードに該当すれば麻黄湯を処方する．インフルエンザの診断名がつかなくても，症状と病態にあわせて漢方薬は処方可能である．また，麻黄湯は身体を温める熱産生作用もあるので，解熱薬もほとんど必要としない．

　実際に，初期のインフルエンザの子どもが麻黄湯を服用すると，解熱薬を使わなくても，通常1～2日で熱が下がる．当然ながら，耐性菌・耐性ウイルス発現の心配はない．

ポリファーマシーの解消

　わが国のみならず国際的に，抗菌薬の不適切な使用は大きな課題となっ

ているが，筆者もかつては抗菌薬をよく処方していた．しかし，漢方薬を使い始めてから10年余の間に，その使用量は約10分の1に減少した．漢方薬を使っていると，抗菌薬に限らず不要な薬が自然に淘汰されていくことを実感する．解熱薬や抗ヒスタミン薬もほとんど使用しなくなった．鎮痛薬の使用回数を減らせるケースも増えた．

　西洋薬を否定しているわけではない．西洋薬が必要な場面も理解しているし，西洋薬と漢方薬を併用することもある．ただ，"とりあえず抗菌薬"といった不用意な処方をしなくなったということである．

「超多成分系薬剤」である利点

　複雑化した病態にも漢方薬が有効なのは，その特徴的な成分構造に理由がある．西洋薬は基本的に1つの化合物で構成されており，一定の量を飲むことによって生体が反応する．一方，漢方薬は，多数の化合物からなる「超多成分系薬剤」である．個々の化合物はごく微量だが，その集合体の相互作用により，体内のシステムの変調が正常に戻るよう誘導されると考えられている．

　漢方薬は次の4つの生体反応を促すことが明らかにされている．①免疫賦活／抗炎症作用，②微小循環改善作用（血管平滑筋弛緩反応），③水分調節（AQP促進／阻害反応），④熱産生作用（生体熱工学反応）である．さまざまな病態に対し，漢方薬は患者の①〜④の生体反応を惹起することにより，効果が期待される．

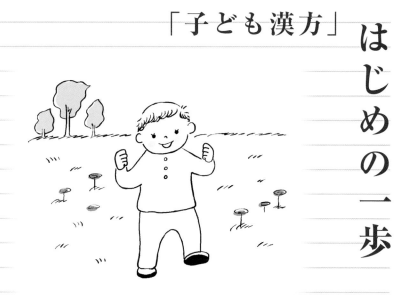

「子ども漢方」はじめの一歩

小児科でよく使う3つの漢方薬

　小児科診療でのおすすめ漢方薬を3つ紹介しよう．まずは，麻黄湯と五苓散である．それぞれの使い方は第2章で詳しく説明するが，この2つが使えるだけでも，小児科診療は幾分楽になる．

　麻黄湯は，インフルエンザや感冒などの初期に用いると，発汗を促して熱を下げる作用がある．乳児の初期の鼻閉にも有効である．五苓散は，体内の水分バランスを調整する働きがある．そのため，小児の嘔気・嘔吐，脱水，そして，急性胃腸炎，頭痛，脂漏性湿疹，帯状疱疹など，水分の偏在で生じている諸症状に効果がある．経口投与以外に，坐剤などの注腸投与で使用することも多く，速効性があるため救急対応でも重宝する．

　もう1つは小建中湯である．小児科で診る多岐にわたる症状に対応でき
る．乳幼児の便秘，原因不明の軟便，体重増加不良，疲れやすい，発熱
を繰り返す，夜尿症，頭痛，アトピー性皮膚炎など，なかなか治らず困っ
た症例に遭遇したときに使用するとよい．また，小児に使用する際には，
甘くて飲みやすいという利点もある．まず2週間服用し，体調がよければ，
最低3ヵ月間継続する．長期服用しても問題が起こることはまずない．
「困ったときの小建中湯」と覚えておくとよい．

　当院で2015年4〜9月の間に処方した漢方薬の数量ランキングは，下記
に示す通りである．麻黄湯は外来で毎日のように処方しているため，処
方する回数は圧倒的に多いが，発熱への投与で翌日には解熱しているこ
とが多く，結果的に処方数量は少ない．3位の加味逍遥散は，小児にでは
なく，保護者である母親によく処方する漢方薬である．月経関連症状，
特に精神・神経症状への効果が期待できる．

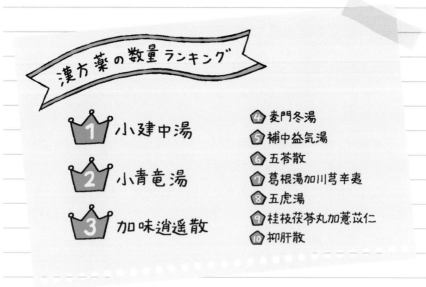

漢方薬の数量ランキング

1 小建中湯
2 小青竜湯
3 加味逍遥散

④ 麦門冬湯
⑤ 補中益気湯
⑥ 五苓散
⑦ 葛根湯加川芎辛夷
⑧ 五虎湯
⑨ 桂枝茯苓丸加薏苡仁
⑩ 抑肝散

漢方薬の効果を期待できない疾患

　漢方薬は万能ではない．効果が期待できない疾患もある．小児科領域では，RSウイルス感染症，アデノウイルス感染症，突発性発疹症(HHV-6,7)がこれに該当する．これらの疾患には，漢方薬で効果がみられることもあるが，基本的に期待できない，あるいは難渋することが多い．西洋薬に漢方薬を併用して治療に臨むことはある．また，マイコプラズマ感染症も漢方薬でのコントロールが難しい疾患の1つである．

小児薬用量の2つの算出方法

　小児の漢方薬の服用量は，規定された提示がなく，年齢・体重・症状により適宜増減して使用することとされている．筆者は，薬用量の算出方法として次の2つを推奨している．

①0.1〜0.2 g/kg/日を分2あるいは分3から開始し，様子をみながら用量を増減する方法．

②体重15 kgで1日1包，25〜30 kgで1日1〜2包，30 kg以上は1日2〜3包を目安とする方法．

　①で示した体重換算は，小児科医であれば西洋薬と同様であるため手慣れているだろう．小児科以外の先生ならば，②のほうが処方しやすいかもしれない．筆者は①の方法で算出し，処方している．

　漢方薬の服用を嫌がる小児には，開始する薬用量を少量に設定したいところだが，症状によっては増量して対応した方が早く治癒するケースもある．その場合は，服用方法を工夫して対応する．

服薬期間と効果判定の目安

　漢方薬は前述した通り速効性がある．内服で使用する場合，処方が正しく見立てられていれば，急性疾患なら3日以内，慢性疾患なら2週間以内に効果が発現する．症状に変化がみられなければ，内服を中止し漢方薬を変更する．

　服用期間に特に決まりはないが，急性疾患は症状が改善したところで内服を終了する．慢性疾患は，2週間服用し，経過が良好であれば3ヵ月間継続して服用する．体調がよくなると，漢方薬の飲み忘れが増えたり，患者から「もう飲みたくない」「味がまずくなった」などの訴えがある．このように身体が漢方薬を要求しなくなったときが，服薬中止の1つの目安となる．その後，症状が悪化するようなときは，再度処方して様子をみる．

漢方薬同士の併用と服用のタイミング

　複数の漢方薬を使用すると，成分同士の相互作用などにより，薬の効きが悪くなることがある．そのため，筆者は漢方薬の処方を基本的に1剤にしている．場合によっては，2剤使用することはあるが，同時服用は「2剤まで」と決めている．3剤以上を同時に服用すると期待している効果を得られないことがある．また，2剤併用して副作用を発現したときは，個々のエキス剤を半量ずつにするか，優先順位を決めて1つずつ服用する．

　やむをえず3剤処方する際は，1剤ごとの投与量を減らす，あるいは2剤を同時に服用後，5〜10分ほど置いてから，3剤目を服用するなどの工夫が必要である．朝・昼・晩に漢方薬を各々飲み分ける方法もある．いずれは1剤にまで減薬することが望ましい．

小児科でよく使う漢方薬の副作用

　漢方薬も副作用は発現する．その副作用は必ずしも用量依存性ではなく，体質が影響していたり，薬物相互作用によるものである．

　筆者は漢方薬を使い始めて15年以上経過するが，重篤な副作用に至った経験はない．漢方薬の効果を求め，投与量を増量した際，食欲不振，便秘などの胃腸障害を引き起こしたことはあるが，服用を中止すればすぐに改善される．漢方薬も薬であるため，副作用があることは事前に保護者に伝えておく必要はあるが，日常診療で西洋薬を使用するときと同様に注意を払えば十分に対応可能である．例えば，漢方薬を長期服用する際は3ヵ月または6ヵ月に1回，血液検査を行い，肝機能障害およびカリウム値の低下，また血圧上昇などをチェックする必要がある．

　以下に小児科でよく使われる漢方薬の副作用をいくつか例示する．

COLUMN

ブシ含有のエキス剤を子どもが服用しても大丈夫？

　ブシ（附子）が含まれている漢方薬がある．ブシは有毒植物として知られるトリカブトの塊根（子根）で，強毒性のアルカロイドが含まれている．漢方薬に使われているものは，加工して毒性が弱められているが，「子どもがブシの含まれ ている漢方薬を飲んでも大丈夫ですか？」という質問を受けることがある．

　結論を言うと，エキス剤に含まれているブシはごく少量なので特に問題ない．当院でも，インフルエンザの回復期など，体力が落ちているときに，ブシを含有する真武湯を使用する．高齢者の場合，エキス剤にさらにブシ末を追加することがあるが，小児にはブシ末の追加は避けるべきである．

1. 麻黄を含む漢方薬の副作用

　小児科では，麻黄湯，葛根湯，麻杏甘石湯，小青竜湯など，麻黄を含む漢方薬をよく使用する．麻黄に含まれているエフェドリンには，食欲不振，便秘，嘔吐，発疹，かゆみ，発汗，動悸，興奮，排尿障害などの副作用が報告されている．

2. 甘草を含む漢方薬の副作用

　甘草は数多くの漢方薬に含有されている．長期にわたり服用を継続すると，まれに低カリウム血症になる．偽アルドステロン症と呼ばれる重篤な副作用だが，症状としては，四肢脱力，筋力低下，高血圧のほか，痙攣，頭重感，全身倦怠感，動悸などがみられる．数週間中止すれば回復するが，心機能への負担増大が示唆される．

　低カリウム血症を発現した場合，原則としてその漢方薬は服用を中止する，あるいは他の漢方薬への変更を考慮する．

3. 小柴胡湯の副作用

　小柴胡湯の服用により，重篤な副作用である間質性肺炎を引き起こすことがある．発症頻度は10万人に4人程度である．インターフェロンが間質性肺炎を起こす頻度（10万人に182人）に比べると低率だが，次の患者には小柴胡湯の投与は禁忌とされている．

- インターフェロン製剤を投与中の患者
- 肝硬変，肝がんの患者
- 慢性肝炎での肝機能障害で血小板数が10万/mm^{3}以下の患者

　その他，ミオパチーや肝機能障害などの副作用が報告されている．特に，長期服用時は注意が必要である．

漢方薬を使う保護者への指導ポイント

　外来で漢方薬をすすめると，8割くらいの保護者は前向きに受け入れてくれる．一方で，漢方薬を処方する際，「漢方薬はいらない」「漢方薬は効かない」などと保護者が訴えることもある．また，「苦いので本人が嫌がる」「顆粒状の薬を飲ませることが面倒」などの理由で拒否されるケースもある．保護者が拒否した場合はその意思を尊重し，西洋薬で対応することが選択肢の1つとなるが，漢方薬の方が適していると判断されるケースもある．

　漢方薬への治療効果に信頼をもてない保護者にも，子どもの服薬に悩まされている保護者にも共通した指導のポイントがある．いずれのケースでも初診時の指導がポイントとなることだ．

　初診時の説明を怠れば，治療効果のイメージを変えることができない．変えられなければ，保護者が薬を飲ませない可能性があり，飲ませたとしても子どもが嫌がったらすぐに服用を中止してしまうだろう．短時間でも構わないが，親身になって漢方薬の有効性・必要性を説明し，漢方薬の使用を前向きに捉えていただくことが重要な鍵となる．最初は半信半疑であった母親も，子どもの症状の改善を目の当たりにすると，次回以降は自ら漢方薬を求めに来院する．

　初診時の説明は，病気の状態から漢方薬の有効性，さらに服用方法や飲めなかったときの対応などを詳細に説明する．最後に漢方薬の効果を評価するため，次回来院日をお伝えする．10～15分ほど説明時間を要するが，保護者が安心して漢方薬を使用するファーストステップとして必要なプロセスである．また，看護師または薬剤師にも，再度，同じ服薬

指導してもらえれば万全である．

　先にも述べたが，小児への漢方薬の投与量は，添付文書で規定された提示がないため年齢・体重・症状により適宜増減して使用したり，服用のタイミングを工夫するなど，添付文書だけでは読み取れない処方意図がある．適切な服薬指導を実践するには，その処方意図を十分に理解する必要がある．特に院外の薬剤師にはその意図が伝わりにくくなるため，医師と薬剤師の情報共有，連携は不可欠である．

第2章

「漢方処方のコツがわかる」
診療ノート

1　インフルエンザ

私の診療スタイル

- インフルエンザ診断キット陽性時，西洋薬か漢方薬かの選択は保護者に委ねる．
- 発症直後で診断キットでの判定ができない場合，漢方薬を処方する．
- 漢方薬の選択肢には，麻黄剤（麻黄湯，大青竜湯など），柴胡剤（小柴胡湯，柴胡桂枝湯など）がある．
- 漢方薬の第1選択薬は麻黄湯である．

漢方薬の選び方・使い方

　インフルエンザなどの熱性疾患のファーストチョイスは，麻黄湯である．

　麻黄湯は一言でいうと"発汗解熱薬"である．インフルエンザの初期に投与すると，発汗を促し熱を下げるため，汗をかいていないことを確認し処方する．早い場合は1～2回服用した時点で発汗が認められる．また，筆者の印象では服用後早くて1日，遅くても2日以内に解熱する．

　麻黄湯は就寝時を除き2～3時間ごとに投与し，汗をかくまで，あるいは37.5℃以下に解熱するまで服用する．夕方受診した患児には，帰宅後と服薬から2時間あけて就寝前に飲むよう指示する．

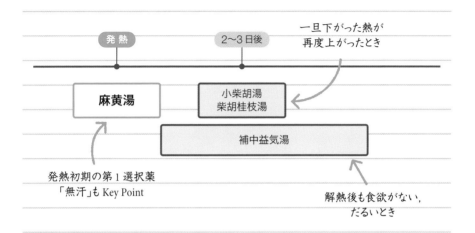

処方例

● 5歳男児　体重15 kg　インフルエンザ

麻黄湯　1日1包(2.5 g)　分3(3時間ごと)　3日分

　短時間で大量に飲むことで発汗を促し，排尿も増える．汗をかかせるために，麻黄湯の服用と併せて水分を多めに摂ることがポイント．①37.5℃以下に解熱する，②発汗する，③おしっこが出る，のいずれかを認めたら麻黄湯の服用を中止する．

　なお，解熱した後に再び発熱した場合は，麻黄湯から小柴胡湯あるいは柴胡桂枝湯に変更する．すなわち，発熱初期は麻黄湯を使用し，2～3日後に再び発熱した場合には，小柴胡湯あるいは柴胡桂枝湯と使い分ける．

　また，熱は下がったが，食欲がなく，だるさを訴えているときには補中益気湯を投与する．冷えて起き上がる元気もないときは真武湯を用いる．

第1選択薬の副作用

　胃腸の弱い虚弱体質児が麻黄湯を服用すると，麻黄に含まれるエフェドリンの作用で，動悸，頻脈，興奮，不眠，胃部不快感などの副作用を発現することがある．しかし，筆者の臨床経験では，小児の麻黄による副作用発現は多くない．ただし，麻黄湯を服用し，胃の不快感や動悸を訴えるようであれば，ただちに服用を中止するよう指導する．まれに重大な副作用として偽アルドステロン症，ミオパチーがある．

症 例

生後6ヵ月の発熱に麻黄湯が有効だった1例

　生後6ヵ月男児．「前日夜から38.5℃の発熱あり（生まれて初めての発熱）」との訴えで外来受診．来院時38.1℃，出生時に異常なし．母乳栄養，離乳食2回摂取．家族に発熱者なし．母乳は飲めており元気はあるが機嫌が悪い．軽度の咽頭発赤を認める以外に特に大きな異常を認めない．ウイルス性咽頭炎と診断．麻黄湯1.2 g/日 分3（体重8.1 kg）の服用を開始し，3時間おきに3回服用した．翌朝37℃，再診時36.6℃，食欲，元気もあり服用を中止とした．

麻黄湯が効かないインフルエンザA型に罹患した4歳男児

　4歳男児．夜中から39.0℃の発熱あり．母親の判断で麻黄湯を4回服用したが，翌朝38.9℃で熱が下がらず，当院を受診した．来院時の体温は37.7℃，検査キットによりインフルエンザA型と診断．食欲はなく，元気

もない．水分も少量しか摂れない．咽頭は発赤著明，その他は特に異常なかった．麻黄湯を服用し少し汗をかいたが，いつものようにすぐ熱が下がらないため，大青竜湯（桂枝湯＋麻杏甘石湯）の服用を開始．さらに，元気なく，ボーっとした表情をしているため，五苓散を先に1回服用．翌朝の再診では36.7℃まで下がり，元気に歩いて診察室に入ってきた．母親によると，深夜から解熱し始め，起床時には平熱に戻っていたという．

2 発熱を伴う感冒

私の診療スタイル

- 小児の発熱時に漢方薬を選択するキーワードは「汗」.
- 元気があって,汗をかいていないときには,麻黄湯を第1選択薬とする.
- 発熱以外の症状がなく,発汗がない,あるいは少ないときには桂麻各半湯を投与する.
- アセトアミノフェン,イブプロフェンなどの解熱鎮痛薬は,麻黄剤(麻黄湯,大青竜湯など)による発汗解熱法の逆効果になるので,基本的に併用しない.

漢方薬の選び方・使い方

「インフルエンザ」(p.22)の項でも述べた通り,熱性疾患の第1選択薬は麻黄湯である.ただし,無汗であることが重要なキーポイントである.麻黄湯を服用すると,早い場合は1〜2回服用した時点で発汗が認められる.また,筆者の印象では服用後早くて1日,遅くても2日以内に解熱する.服用方法および効果判定は,インフルエンザでの使用と同様である(p.22参照).

桂麻各半湯は,桂枝湯と麻黄湯を半々に調合したものである.症状が

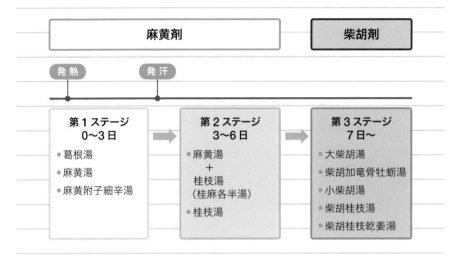

やや重いが，体力が強くない症例に用いる．

　麻黄剤を服用して一旦解熱したが再び発熱する場合は，病期が進行した
と判断し，麻黄剤を中止する．次に柴胡剤の服用を開始し，発熱の上が
り下がりに対して解熱を図る．体力のある順番に大柴胡湯から柴胡桂枝
乾姜湯まで並んでいる．一般的には小柴胡湯，柴胡桂枝湯が使いやすい．

処方例

- 10歳男児　体重35 kg　発熱を伴うウイルス性感冒

麻黄湯　1回1包（2.5 g）　1日3回　3日分
実際には就寝時を除き2～3時間おきに服用
汗をかくまで，あるいは37.5℃以下に解熱するまで服用する

> **処方例**
>
> ● 1歳　急性咽頭炎
>
> **桂麻各半湯　1回1.25ｇ　1日2回　2日分**
>
> 西洋薬は併用しない

なお，熱性けいれんの予防として，ジアゼパム坐剤を併用することができる．

第1選択薬の副作用

胃腸の弱い虚弱体質児が麻黄湯を服用すると，麻黄に含まれるエフェドリンの作用で，動悸，頻脈，興奮，不眠，胃部不快感などの副作用を発現することがある．小児の麻黄による副作用発現は多くないが，感冒に限らず，麻黄の1日の服用量は6ｇまでにとどめるべきである．ただし，麻黄湯を服用し，胃の不快感や動悸を訴えるようであれば，ただちに服用を中止するよう指導する．まれに重大な副作用として，偽アルドステロン症，ミオパチーがある．

症 例

麻黄湯を処方し1日で解熱した症例

5歳男児．朝から発熱があり．起床直後は37.6℃だった体温が，38℃まで上昇，嘔吐もみられたことから，午前中に当院受診．来院時には38.9℃まで熱が上がっていた．聴診および腹診では明らかな異常はなく，咽頭に軽度の発赤が認められたため，夏かぜによる咽頭炎（ヘルパンギー

ナ）と診断．食欲がなく，かろうじて水分が摂取できる状態だったため，点滴（ソリタT®3 200 mL，セフトリアキソン600 mg）施行．汗をかいていないことから麻黄湯を処方し，3時間おきに服用するよう保護者に伝えた．帰宅後に3回服用．翌朝来院したときは36.3℃まで解熱した．

3 咳嗽を伴う感冒

私の診療スタイル

- 乾性咳嗽か湿性咳嗽かを判断することが重要である.
- 乾性咳嗽の第1選択薬は麦門冬湯である.
- 湿性咳嗽の第1選択薬は麻杏甘石湯 (≒五虎湯) である.

漢方薬の選び方・使い方

　漢方薬を選択する際, 診察時に咳のタイプが「乾性」か「湿性」かを判断することが重要なポイントとなる. 乾性咳嗽と湿性咳嗽の特徴は次ページの通りである.

　咳嗽治療で選択できる漢方薬は多数ある. それぞれ作用が異なり, 乾性咳嗽か湿性咳嗽かで使い分ける. さらに, 乾性咳嗽の中でも長く続く咳, あるいは湿性咳嗽の中でも夜に出やすい咳など, 咳のタイプごとに適した漢方薬を選択する.

　麦門冬湯は, 気道疾患全般に使用する漢方薬である. 気道粘膜が乾燥した状態下で服用すると, 気管内皮細胞のアクアポリンに作用して細胞内脱水が改善される. すなわち, 乾性咳嗽に使用すると気道が潤い, むせるような咳込みが和らぎ, 鎮まる. また, 麦門冬湯は, 咳嗽の誘因と

咳嗽の特徴

乾性咳嗽	・コンコン(ケンケン)する咳 ・喉がイガイガしてむずがゆい ・声が嗄れている ・長引く夜中の激しい咳込み(咳喘息の疑い)
湿性咳嗽	・ゼーゼーまたはビロゼロする咳 ・痰の色が透明または薄い黄色(急性気管支炎の疑い) ・粘りのある黄色い痰が出る(急性気管支炎,急性肺炎の疑い) ・喉がいつもゴロゴロしている(後鼻漏の疑い) ・くしゃみ,水様性の鼻汁が多い(アレルギー性鼻炎を合併している疑い)

```
        感　冒
          │
          ▼
┌──────────────────────┐
│ 解熱後も気管支の炎症,咳が残るとき │
└──────────────────────┘
       │              │
       ▼              ▼
┌──────────────┐  ┌──────────────┐
│・痰がからむ乾性咳嗽 │  │・粘稠な痰が絡む咳   │
│・冷たい空気などの刺激 │  │・夜間の咳込み     │
│ で悪化する咳     │  │・気管支拡張作用があり │
│・喉の乾燥感      │  │ 喘息発作にも適用   │
│             │  │・主に小児に処方される │
└──────────────┘  └──────────────┘
       │              │
       ▼              ▼
    麦門冬湯         麻杏甘石湯(五虎湯)
```

乾性咳嗽と湿性咳嗽が同時にみられるときは両者を併用してもよい

なる一酸化窒素（NO）の増加を抑制し気道炎症を改善する末梢性の鎮咳作用をもつとの報告もある．

　粘稠な痰がからんだ湿性咳嗽には，鎮咳去痰作用，気管支拡張作用がある麻杏甘石湯を使用する．本剤は，麻黄湯の桂皮を石膏に置き換えた漢方薬である．石膏は，炎症を抑制するとともに，気道を潤す作用がある．乳児から小児期にみられる「ゼーゼー，ゼロゼロ」した喘鳴にも効果がある．また，麻杏甘石湯は甘く，乳幼児も嫌がらずに服用でできることが多い．

処方例

- 14歳女子　体重35.0kg　主訴は咳，声が出ない，嗄声あり

麦門冬湯　1回1包（3.0g）　1日3回　7日分
内服開始2日目から次第に咳が鎮まり，声が出るようになり嗄声は治まった

✓

第1選択薬の副作用

　麦門冬湯，麻杏甘石湯ともに，主な副作用として，発疹，蕁麻疹などが報告されている．まれに重大な副作用として間質性肺炎，偽アルドステロン症，ミオパチー，肝機能障害がある．

　また，麻杏甘石湯の構成生薬には麻黄が含まれているため，エフェドリンの作用による動悸，頻脈，興奮，不眠，胃部不快感などの副作用を発現することがある（p.24参照）．また，麻黄を含む他の薬剤との併用には注意する．

参考図 麦門冬湯の作用メカニズム

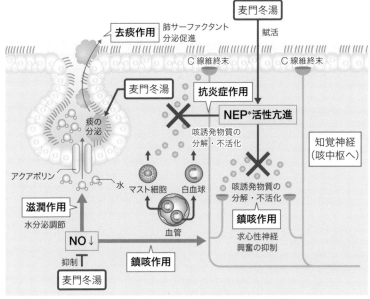

* NEP (neutral endopeptidase)：咳誘発物質を分解不活化する酵素

（文献1を参考に作成）

症 例

麻黄湯で解熱後の長引く咳に麦門冬湯と麻杏甘石湯が奏功した症例

12歳女児．39℃の発熱で来院し，麻黄湯を処方して2日後には平熱となった．その後乾性の咳が続いたため，麦門冬湯と小柴胡湯を処方した．5日後には湿性の咳となったため，さらに麻杏甘石湯を追加処方したところ，7日目には治癒した．

咳喘息に麦門冬湯と柴陥湯の合方が有効であった症例

　5歳女児．2週間前から咳が止まらないため近医受診．鎮咳薬では咳が止まらず当院受診．喘鳴はなく一旦咳が始まると発作性に連続する．咳込むと胸が痛くなる．咳喘息と診断し麦門冬湯を開始すると日常生活に支障をきたすような咳は治まった．さらに柴陥湯を追加したところ，ほぼ咳は治まり安眠できるようになった．

文 献
　1）磯濱洋一郎：麦門冬湯の咳嗽抑制作用．漢方医薬学雑誌，24（3）：85，2016

4 鼻汁・鼻閉を伴う感冒

私の診療スタイル

- 漢方薬の鼻閉への効果は，抗ヒスタミン薬より高いことがある.
- 麻黄を含む漢方薬は，ロイコトリエン受容体拮抗薬より高い効果を示すことがある.
- 水様性鼻汁には小青竜湯，膿性鼻汁には葛根湯加川芎辛夷を使用する.

漢方薬の選び方・使い方

　漢方薬は抗炎症作用により鼻炎を抑えるとともに，鼻粘膜の浮腫を解消し鼻腔を開く．鼻汁・鼻閉に使用する代表的な漢方薬は，小青竜湯，葛根湯加川芎辛夷である．

　水様性鼻汁と鼻閉，くしゃみ，咳があるときは，小青竜湯が第1選択薬となる．小青竜湯は，Th2細胞からのIL-4産生およびIL-4産生細胞自体の増加抑制効果など，薬理学的背景もかなり解明されている漢方薬である．アレルギー性鼻炎への効果が知られているが，麻黄を含む麻黄剤として感冒による鼻汁・鼻閉にも使用することができる．しかし，鼻内の炎症が強い場合には不向きである．

　鼻汁の粘度が高く，鼻閉が強く頭痛もある患児には，葛根湯加川芎辛

夷が第1選択薬となる．特に幼児期以降の初期の鼻閉や，副鼻腔炎の傾向がある場合に有効である．

抗ヒスタミン薬やマレイン酸クロロフェミラニンとの併用は可能である．

処方例

- 3歳男児　体重16kg　水様性鼻汁が止まらない．

小青竜湯　1包0.8g　1日2回　7日分

痰がからんだ咳も時々ある

処方例

- 6ヵ月男児　体重7kg　2週間前から鼻汁，鼻閉が続く．

葛根湯加川芎辛夷　1回0.7g　1日2回　7日分

鼻閉のため哺乳困難となった

処方例

- 生後1ヵ月女児　体重4.3kg

麻黄湯　1回0.4g　1日2回　5日分

兄弟のかぜがうつり鼻汁，鼻閉が始まり呼吸困難あり

✓

第1選択薬の副作用

小青竜湯，葛根湯加川芎辛夷ともに，主な副作用として，発疹，蕁麻疹などが報告されている．まれに重大な副作用として間質性肺炎，偽アルドステロン症，ミオパチー，肝機能障害がある．また，小青竜湯，葛根湯加川芎辛夷，麻黄湯の構成生薬には麻黄が含まれているため，エフェドリンの作用による動悸，頻脈，興奮，不眠，胃部不快感などの副作用を発現することがある（p.24参照）．

参考図　**小青竜湯とアレルギー性鼻炎**

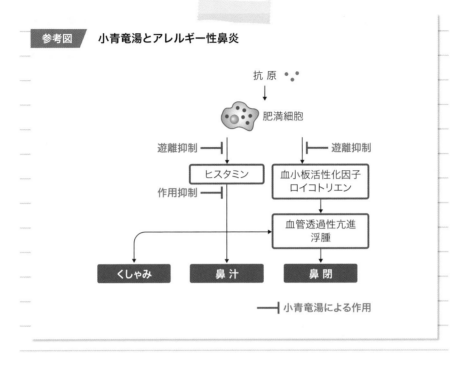

症 例

乳児の鼻かぜに効果を示した麻黄湯

　生後4ヵ月の乳児．来院時，発熱はなく元気だったが，鼻汁が鼻の奥に
つまりズルズルした音が聞こえた．胸部の聴診では，著明な鼻閉音と痰
と思われるゼロゼロする音も一緒に聞こえ，ウイルス性（ライノウイルス
が中心）の鼻かぜと推測された．母親によると，前の週に近医を受診し薬
が処方されたが，鼻づまりは治らず，授乳中に呼吸が苦しそうで，軟便
もみられるようになったことから，心配になり当院を受診した．

近医の処方内容を確認すると，抗菌薬，抗ヒスタミン薬，鎮咳薬，去痰薬2種類が出されていた．軟便の原因は抗菌薬の影響と思われた．ウイルス性を考慮すれば，病初期から抗菌薬は必要ない．抗ヒスタミン薬も鼻閉を助長するだけである．発熱もなく，機嫌もよい状態のため，鼻汁吸引をしながら，3〜4日，麻黄湯を一口ずつ飲ませるように伝え，1週間程度で改善した．

アレルギー性鼻炎，副鼻腔炎の合併に漢方薬が奏効した症例

8歳男児．スギ・ヒノキの花粉症あり．耳鼻科で抗アレルギー薬を処方され継続的に内服中．例年抗アレルギー薬のみで症状のコントロール良好だったが今シーズンは，鼻汁，鼻閉が改善せず，夜間も呼吸困難で不眠あり．抗アレルギー薬はそのままに，小青竜湯と葛根湯加川芎辛夷を追加した．内服開始後5日目から夜間の鼻汁，鼻閉は改善され安眠できるようになった．例年副鼻腔炎になり治療期間が長期化していたが，今年は短期間で治療を中止できた．

5 咽の痛みを伴う感冒

私の診療スタイル

- 漢方薬選択のキーワードは「扁桃の赤み」.
- 発熱がなく扁桃付近の赤みが弱いときの第1選択薬は桔梗湯である.
- 桔梗湯はうがいをしながら服用すると効果的であることを指導する.
- 反復性扁桃炎には，小柴胡湯加桔梗石膏が第1選択薬となる.

漢方薬の選び方・使い方

　軽度な咽喉の痛みを訴え，発熱がないときには，体質にかかわらず桔梗湯が第1選択薬となる. 寒気やだるさを伴うときは葛根湯，発熱を伴う場合には麻黄湯を併用するとよい. 感冒初期の微熱であれば桔梗の解熱作用で熱が下がることもある.

　桔梗湯を服用しても咽喉の痛みが継続するときは，小柴胡湯加桔梗石膏に変更する. 小柴胡湯加桔梗石膏は，鎮咳・去痰作用のある桔梗と解熱作用のある石膏を，炎症抑制作用のある小柴胡湯に加えたものである. 年に数回くり返す反復性扁桃炎にも，小柴胡湯加桔梗石膏が第1選択薬となる.

　特に桔梗湯は，うがいをし，しばらく喉にためてから飲み込むとよい.

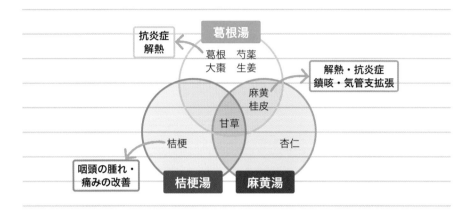

オブラートに包むなどして服用すると，喉の痛みに対する効果が低減するので注意する．うがい薬として用い，吐き出しても効果はある．

　細菌感染で喉に炎症が生じている場合は，抗菌薬を併用する．溶連菌感染症ではペニシリン系あるいはセフェム系抗菌薬を処方する．思春期に好発する伝染性単核球症は，ペニシリン製剤で増悪することが知られており，注意が必要である．

処方例

- 5歳男児　体重15kg　急性咽頭炎

桔梗湯　1回1/2包（1.25g）　1日2回　3日分
※頓服使用も可能

処方例

- 小児一般

小柴胡湯加桔梗石膏　0.1～0.2g/kg/日，
分2または3

- 8歳女児　体重26 kg　急性扁桃炎

小柴胡湯加桔梗石膏　1回1包(2.5 g)　1日2回
5日分

✓

第1選択薬の副作用

　桔梗湯に含まれる甘草により，重大な副作用として偽アルドステロン
症やミオパチーがある．小柴胡湯加桔梗石膏では，重大な副作用として
偽アルドステロン症，ミオパチー，肝機能障害や黄疸があらわれること
がある．その他の副作用として，発疹や蕁麻疹などの過敏症や，胃部不
快感，軟便などの消化器症状がある．胃腸の虚弱な患者には慎重に投与
する．

✓

症 例

急性咽頭炎の3歳女児

　3歳女児．主訴は発熱と咽頭痛．葛根湯を3時間おきに2回服用．2回
目の内服後に発汗し解熱した．桔梗湯は喉の痛みに対して1日3回で2日
間併用した．

扁桃炎を伴う感冒をくり返す6歳女児

　6歳女児．体重24 kg．かぜをひくと毎回38〜39℃の高熱が出て4〜5
日間持続する．アトピー性皮膚炎もあり，高熱が出た後は皮膚の発赤，

かゆみが増して皮膚症状が悪化．

　小柴胡湯加桔梗石膏を1ヵ月間服用し，かぜをひいても高熱が出なくなった．3ヵ月間服用を継続すると，かぜもひかなくなり，アトピー性皮膚炎の悪化も減ったため，中止となった．

データ

小児上気道炎に対する小柴胡湯加桔梗石膏の効果・多施設症例集積研究 [1]

　期間内に受診した上気道感染症状を有する小児患者141例，満1歳から14歳，男子61例，女子59例．小柴胡湯加桔梗石膏エキス剤を，3歳以下の乳幼児では0.2〜0.3 g/kg，3歳以上では5.0〜7.5 gを1日量として2〜3回に分服して食間に経口投与．投与期間は7〜10日間．投与前および投与後約1週間後の自覚症状（咽頭痛, 頭痛, 咳嗽），他覚症状（発熱, 咽頭・扁桃の発赤腫脹）について評価した．さらに，全般改善度についても著明改善，改善，軽度改善，不変，悪化に分類．自覚症状では，咽頭痛が改善以上69.4%，軽度改善以上90.6%．

文　献
1) 瀬長良三郎，ほか：小児気道炎に対する小柴胡湯加桔梗石膏の臨床治験成績について．小児科臨床．38：1409-1413．1985

6 副鼻腔炎

私の診療スタイル

- 第1選択薬は急性期と慢性期で異なる.
- 症状や胃腸虚弱の有無などに従い処方を選択する.
- 必要に応じて抗菌薬, 抗アレルギー薬を併用する.

漢方薬の選び方・使い方

　急性期で発赤あるいは疼痛が強くない場合は, 感冒における漢方薬の選択にならう. 第1選択薬は葛根湯加川芎辛夷である. 葛根湯加川芎辛夷は, 葛根湯に川芎, 辛夷を加えた処方である. 川芎は動物実験で血管平滑筋弛緩作用, 皮膚血流増加作用が認められているフタライド系化合物を含み[1], 辛夷は鼻閉への効果が認められている. 速効性があり, 服用後20〜30分で鼻閉や頭痛が改善する例もある. やや胃腸が弱く麻黄を含む薬剤が処方できない患者には, 辛夷清肺湯を処方する.

　慢性期には辛夷清肺湯または荊芥連翹湯を用い, 単剤では不十分な場合は併用してもよい. 抗炎症作用を高めたい場合には, いずれかの1剤に小柴胡湯を追加することもできる. 慢性副鼻腔炎を繰り返す場合は, 辛夷清肺湯と小柴胡湯を1ヵ月以上服用することで予防効果が期待できる[2].

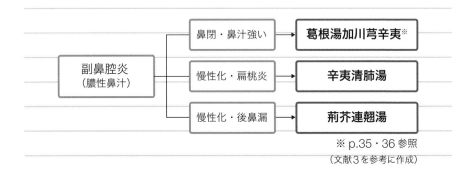

※ p.35・36 参照
（文献3を参考に作成）

慢性期の急性増悪時には，急性期と同様の対応をする．

抗菌薬，抗アレルギー薬との併用に問題はない．また，カルボシステインやロイコトリエン拮抗薬も，必要に応じて併用できる．

処方例

● 3歳女児　体重14 kg　急性鼻炎・急性副鼻腔炎
葛根湯加川芎辛夷　1回1/2包（1.25 g）　1日2回
7日分

応用例

● 3歳女児　体重16 kg　急性鼻炎・急性副鼻腔炎
小青竜湯　1回1/2包（1.25 g）
葛根湯加川芎辛夷　1回（2.5 g）
この2つを同時に内服　1日2回　7日分

処方例

- 14歳女子　体重45kg　慢性副鼻腔炎

辛夷清肺湯　1回1包(2.5 g)　1日3回　14日分

応用例

- 14歳女子　体重45kg　慢性副鼻腔炎

小柴胡湯　1回1包(2.5 g)

辛夷清肺湯　1回1包(2.5 g)

この2つを同時に内服　1日3回　28日分
※1〜3ヵ月内服することがある

処方例

- 9歳男児　体重30kg　慢性鼻炎・慢性副鼻腔炎

荊芥連翹湯：1回1包(2.5 g)　1日3回　28日分
※抗アレルギー薬，抗菌薬の併用は可能

✓

第1選択薬の副作用

　葛根湯加川芎辛夷の重大な副作用として，偽アルドステロン症，ミオパチーがある．その他，発疹，発赤，かゆみなどの皮膚症状，悪心，食欲不振，胃部不快感などの胃腸症状，がみられる場合がある．湿疹，皮膚炎などが悪化することがある．麻黄を含むため，麻黄を含む他の漢方薬で動悸や排尿困難などの症状があった患者には処方できない．使用上の留意点も麻黄と共通する．発熱して発汗している状態に用いると，発汗過多に陥ることもある．また，抗炎症薬，鎮痛解熱薬，交感神経刺激

作用のある薬剤（気管支拡張薬など）と併用すると副作用があらわれやすくなるので，注意が必要である．

　辛夷清肺湯の重大な副作用には，間質性肺炎，肝機能障害や黄疸があり，長期投与では腸間膜静脈硬化症があらわれることがある．その他の副作用として，発疹，蕁麻疹などの過敏症，食欲不振，軟便などの消化器症状がある．

症 例

難治性慢性鼻炎・副鼻腔炎に荊芥連翹湯が有効だった症例

　5歳男児．慢性鼻炎・慢性副鼻腔炎で耳鼻科，小児科で治療を受けるも症状の改善なし．アレルギー性鼻炎の既往もあり抗アレルギー薬を常用．葛根湯加川芎辛夷で症状の改善なし．辛夷清肺湯も無効，小柴胡湯＋辛夷清肺湯でも変わりなし．荊芥連翹湯を内服して2週間で劇的に症状が改善し，膿性鼻汁が排出し呼吸が楽になった．以後抗アレルギー薬と荊芥連翹湯を常用している．

文 献
1）萬 秀憲，ほか：アルキルフタライドの皮膚循環へ及ぼす影響．日温気候物理医会誌，1992．
2）岸田友紀：ツムラ漢方スクエア134号，2010．
3）金子達：アレルギー性鼻炎81（2）：155-158，2018．

7 急性胃腸炎（嘔吐・下痢）

✓

私の診療スタイル

- 五苓散で開始し，数日経過し発熱がある場合には柴苓湯とする．
- 内服が困難な場合は，五苓散を坐剤にして使用する．
- 発熱，嘔吐，下痢がそろってみられる場合は，黄芩湯を選択する．

✓

漢方薬の選び方・使い方

　急性胃腸炎の原因の多くはウイルスの感染である．第1選択薬は水分代謝調節作用のある成分を含む五苓散で，ウイルス性の急性胃腸炎の初期で発熱，嘔吐，水様下痢，腹痛などがある場合に用いられる．内服が困難な場合は坐剤として用いる．五苓散はアクアポリン4を調節することが示されており，従来の利尿薬とは異なり脱水状態では尿量を増加させないという点で優れている[1]．五苓散では禁忌や飲み合わせ（相互作用）がなく，基本的にはどの薬と併用しても問題ない．以上の点から小児の胃腸炎には使いやすい漢方薬と言える．

　柴苓湯は五苓散と抗炎症作用のある小柴胡湯の構成生薬を混合したもので，炎症や発熱が続く場合に用いる．発熱，嘔吐を伴う下痢の場合には黄芩湯を用いる．黄芩湯はバイカリンなどのフラボン類を含み，抗炎

参考図 　五苓散の作用メカニズム

水分代謝調節作用 　　　　抗炎症作用

五苓散
異常な水の
移動を抑制

アクアポリン

五苓散
炎症応答を抑制

アクアポリン

ERK → ERK(P) → 炎症反応

ERK：細胞外シグナル調節キナーゼ　P：リン酸

（文献1を参考に作成）

症作用をもつ.

　ノロウイルス胃腸炎では桂枝人参湯が重宝する. 飲みやすく, 頻回に内服することによって早いと1日で胃腸炎を終息させることが可能である. 冷えを伴う下痢には人参湯がある. さらに冷えが強く, 起き上がれない, ふらつきを伴う場合には真武湯を選択する. 重症感を伴う場合には人参湯と真武湯を合方することもある. また腹痛を伴う下痢には桂枝加芍薬湯があり, 腹部の張りを伴えば桂枝加芍薬大黄湯を使う.

　嘔吐にも五苓散が一番使いやすい. 五苓散が有効な条件は口喝である. 患児が水分を欲しがらない場合は, 小半夏加茯苓湯や二陳湯を試す.

　なお, 「小児急性胃腸炎診療ガイドライン2017（CQ15）」では, 漢方薬はエビデンスが不足しており, 現時点で推奨度を決めることはできないとされている.

> **処方例**
>
> - 2歳女児　体重10kg　急性胃腸炎
>
> **五苓散　1回0.6g　1日3回　5日分**

> **処方例**
>
> - 5歳男児　体重18kg　急性胃腸炎（ノロウイルス性胃腸炎）
>
> **柴苓湯　1回1包（3.0g）　1日2回　7日分**

> **処方例**
>
> - 8歳女児　体重27kg　細菌性腸炎（サルモネラ菌）
>
> **黄芩湯　1回1包（2.5g）　1日3回　7日分**
> ※ホスホマイシン内服を同時に行った

あくまでも小児では五苓散が有用となる場面が多い.

第1選択薬の副作用

　五苓散の副作用は，発疹，発赤，かゆみなどの皮膚症状である．また，しぶり腹（残便感があり，くり返し腹痛を伴う便意を催す症状）がある場合には使用に適さない.

症 例

口渇を伴うウイルス性胃腸炎

　3歳男児. 保育園で胃腸炎が流行中. 夜間突然の嘔吐が始まり, 朝になっ

て水様性の下痢が認められた．外来受診され，37.3℃，口渇があり水分を欲しがる．水分を少量口にするだけで吐いてしまう．五苓散を1日3回で内服開始．4回内服した頃から嘔吐が治まり，3日目には下痢も軽快した．

ノロウイルス胃腸炎に桂枝人参湯が奏功した1例

5歳女児．家族内でノロウイルス胃腸炎に感染した．突然の嘔吐，下痢が頻回となり外来を受診．発熱はないものの，頻回の嘔吐・下痢が治まらない．桂枝人参湯を2時間おきに飲めるだけ内服を続けたところ，服用開始後24時間以内に症状が消失し，家族内感染が終息した．

データ

幼児の嘔吐に対する五苓散の有効性と安全性に関する試験[3]

小児科来院24時間以内に3回以上嘔吐し，来院時にも嘔吐，吐き気がみられた患者35名，1名は坐剤挿入直後に排出したため解析34名（男性21名，女性13名，年齢1～9歳，平均3.9歳）のうち16名（男性10名，女性6名）に，ツムラ五苓散1g含有自家製坐剤群を投与した．結果は有効12名（75％），やや有効2名，無効2名で，効果が認められた．副作用は認めなかった．

幼小児の嘔吐に対する五苓散坐薬の効果に関する多施設症例集積研究[4]

全体の参加者数は87名（男性43名，女性44名，0～9歳，平均年齢2.4歳）．有効72名83％，やや有効2名．病名別では冬季乳児下痢症49名のうち有効43名（88％），感冒性下痢症29名で有効22名（76％），急性胃腸炎5名のうち有効5名（83％）などで疾患別の差は認めなかった．

文 献

1) 礒濱洋一郎：五苓散のアクアポリンを介した水分代謝調節メカニズム. 漢方医, 35(2)：90-93, 2011.
2) 吉田政己, 水野淑子, 溝口文子, 他：幼小児嘔吐に対する五苓散坐薬の有効性について（第2報）補中益気湯坐薬との二重盲検法. 和漢医薬会誌, 7：506-507, 1991.
3) 吉田政己：幼小児の嘔吐に対する五苓散坐薬の効果. 東洋医学, 28：36-38, 2000.
4) 吉田政己：五苓散坐薬の効果. 日小児東洋医会誌, 19：13-17, 2003.

8 アトピー性皮膚炎

✓

私の診療スタイル

- ステロイド外用薬などと併用する．
- 皮膚の状態や体質，他の疾患の有無などによって処方の判断を行う
  （実際には多種類の漢方薬を駆使する）．
- 皮膚症状には桂枝加黄耆湯，体質改善には補中益気湯．

✓

漢方薬の選び方・使い方

　桂枝加黄耆湯は桂枝湯に黄耆を加えたもので，特に，汗をかきやすい体質には効果的である．また，胃腸虚弱の患者にも使用できる．成分である大棗はシジフスサポニンによる抗ストレス作用，リシカミンの睡眠改善，シジフスアラビナンによる免疫活性などの効果をもつ．また，芍薬の主成分であるペオニフロリンには，末梢血管の拡張と血流改善，抗アレルギー作用がある．甘草の主成分であるグルチルリチンは，体内で抗アレルギー作用のあるグリチルリチン酸に変わる．

　補中益気湯は，生姜，甘草，大棗，黄耆が桂枝加黄耆湯と共通しており，臨床試験ではNK細胞活性を調節する効果が示唆されている[1]．また，小児に限らないが，慢性期の丘疹・結節・苔癬化の比率が高く，湿潤・痂

治療	対症療法（標治） 主症状の緩解	原因療法（本治） 根本的な治療
西洋医学	保湿やスキンケア ステロイド外用薬	―
漢方薬	十味敗毒湯（p.85参照） 消風散（p.85参照）	**桂枝加黄耆湯** • 自汗傾向のある湿疹 • 虚弱体質 • 肥満からくる多汗症 **補中益気湯** • 手足を中心とした全身倦怠感 • 貧血や皮膚の乾燥が目立たない • 精神的に弱っている

疲が低い皮疹の患者に奏効するとの報告もある[2].

処方例

• 3歳男児　体重17 kg　乾燥型湿疹

桂枝加黄耆湯　1回0.7 g　1日2回　14日分

処方例

• 15歳　体重53 kg　アトピー性皮膚炎

補中益気湯　1回1包（2.5 g）　1日3回　28日分

第1選択薬の副作用

　桂枝加黄耆湯は，含まれるグリチルリチン酸にカリウム排出作用があるため，血清カリウム値の低下，重度の場合は偽アルドステロン症やミオパチーがあらわれることがある．その他の副作用として，発赤，発疹，瘙痒などの過敏症がある（頻度不明）．

　補中益気湯もグリチルリチン酸を含むため，桂枝加黄耆湯と同様の副作用がある．また，重大な副作用として肝機能障害，間質性肺炎がある．その他の副作用としては，胃部不快感，食欲不振，悪心，下痢などの消化器症状がある．

症 例

アトピー性皮膚炎に桂枝加黄耆湯が有効だった症例

　8歳女児，体重17 kg．2歳で発症，4歳からは喘息も発症．来院時 IgE7,000．発症からステロイド治療を続けていたが中止し，漢方薬治療を開始．桂枝加黄耆湯1 g＋排膿散及湯1.25 g＋小青竜湯1.5 g，分3と外用軟膏（グリパスC：サトウザルベ＝1：1）を処方．1週間後，かぜ罹患後に悪化がみられたため桂枝加黄耆湯1 g＋麻黄湯2.5 gに変更．改善がみられ7ヵ月後に外用剤を中止．

抗アレルギー薬が無効だったアトピー性皮膚炎

　12歳男児．アトピー性皮膚炎にて皮膚科通院中．抗アレルギー薬（エピナスチン塩酸塩）を使用するも全身の皮膚のかゆみが止まらないため当院

受診. 夏は汗をかきにくく, 一旦汗をかきだすと止まらない. 桂枝加黄耆湯1回2g, 1日3回で追加, 内服して2週間経過した時点でかゆみが消失した.

アトピー性皮膚炎と補中益気湯

1歳男児. 腹部と背部に滲出液を伴う皮疹がありかゆみが強い. 皮膚科でアトピー性皮膚炎と診断されステロイド治療を開始するも一進一退をくり返した. まず化膿性の皮膚疾患に十味敗毒湯を開始したら滲出液は消失した. しかし, 再び皮膚の発赤, 腫脹, かゆみが再発し, 腹部の皮膚の緊張から小建中湯を試すも変化なし, 消化管機能を上げて元気を出す目的で補中益気湯を処方. 1ヵ月間服用後, 皮膚は改善し, 内服を終了とした.

データ

アトピー性皮膚炎に対する補中益気湯の効果に関する試験 [3]

3〜16歳の188名を対象に, 西洋医学的治療に補中益気湯を追加し, 6ヵ月後の重症度を評価したところ, 「有用」以上が62%, やや有用以上が85.9%であった.

文献
1) 大野修嗣: 漢方薬「補中益気湯」のNatural-killer細胞活性に及ぼす影響. アレルギー, 37(2): 107-114, 1988.
2) 小林裕美, ほか: 気虚を伴うアトピー性皮膚炎患者の皮膚症状に対する補中益気湯の効果－皮疹要素別の検討. 西日皮, 74: 642-647, 2012.
3) 桜井みち代, ほか: 桂枝加黄耆湯が奏功した小児アトピー性皮膚炎6例. 漢方の臨床床, 54(3): 417-424, 2007.

9 花粉症

✓

私の診療スタイル

- 第1選択薬は麻黄剤．小青竜湯，麻黄附子細辛湯，麻杏甘石湯，五虎湯．
- 小青竜湯は体質にかかわらず用いられる．
- 小青竜湯単独では効果がない場合，合方を試みる．

　【合方】小青竜湯＋麻黄附子細辛湯

　　　　　小青竜湯＋麻杏甘石湯（五虎湯）

　※まれに麻黄で胃腸障害を起こすことがある．このような場合，苓甘

　　姜味辛夏仁湯（小青竜湯の麻黄抜き）を使用する．

- 気温の変化や花粉飛散量による使い分けができればなお有効．

✓

漢方薬の選び方・使い方

　小児では，季節性アレルギーに加えて通年性アレルギーもみられる場合が多い．そのため小青竜湯は，病名に関わらず使用することができ，抗アレルギー薬との併用も可能なため臨床的には使いやすい．

　水のようなさらさらした鼻水が止まらない，くしゃみが多い，朝起きてからしばらく症状がひどいという場合は小青竜湯を用いる．花粉症だけでなく，ハウスダストなどが原因の通年性のアレルギーにも適用でき，

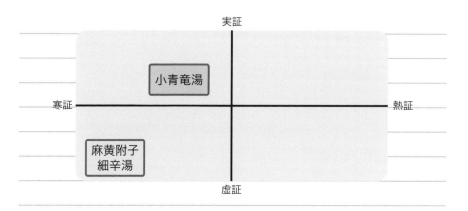

成人では二重盲検ランダム化比較試験によって効果が証明されている[1]．成分である麻黄は，鼻の通りを示す音響鼻腔測定による検査結果の改善が，小児において示されている．ヒスタミンと好酸球の働きを抑制すると考えられており，予防的に使用することもできる．

　麻黄附子細辛湯は，小青竜湯を用いる例より代謝が低下して冷えがある場合に用いる．マウスに経口前投与した実験では，ヒスタミンなどによる毛細血管透過性亢進を阻害することが示されている[2]．麻黄と附子が体を温めるので，花粉症の始まりの寒い時期には適している．麻黄附子細辛湯から始め，暖かくなれば小青竜湯に変更するのもよい．

　抗ヒスタミン薬やロイコトリエン受容体拮抗薬，クロモグリク酸などの点鼻薬との併用は可能である．

> **処方例**
>
> ● 5歳男児
>
> **小青竜湯　1包(2.5 g)/日を2回に分けて服用**

> **処方例**
>
> ● 14歳女子
>
> **麻黄附子細辛湯　1回1包(2.5 g)　1日3回　28日分**

第1選択薬の副作用

　小青竜湯は麻黄と甘草を含むため，これらの成分による副作用に注意する(p.24，p.41参照)．麻黄附子細辛湯の重大な副作用としては，肝機能障害や黄疸がある．その他の副作用として，過敏症，消化器症状のほか，不眠，動悸などの自律神経症状，排尿障害などの泌尿器症状，のぼせ，舌のしびれがあらわれることがある．併用は，麻黄やエフェドリンを含む製剤のほか，甲状腺製剤，カテコールアミン製剤，キサンチン系製剤についても注意する．また，附子末(トリカブトの根の粉末)を含むので，附子を含む他の製剤との併用にも注意する．

症 例

鼻炎と水様性鼻汁に麻黄附子細辛湯で治療した症例

　10歳女児．イネ科の花粉症があり例年困っている．冷えがあり年中温

かいものを摂取している．耳鼻科で抗アレルギー薬を処方されるも水様性鼻汁が止まらず授業中に困ると当院受診．麻黄附子細辛湯を1回2.5g，1日2回から開始．1週間もしないうちに鼻汁は止まった．これを飲むと体も温まり調子が良いので，1日1回2.5gずつ内服を続行している．

鼻炎用スプレーとの併用で花粉症を治療した症例

高校生男子．スギ花粉症で抗ヒスタミン薬治療を受けていたが，眠くなるのを嫌い来院．鼻粘膜には軽度の発赤があったが，肥厚はなかった．花粉飛散開始時期から小青竜湯1回1包（3g），1日3回および鼻噴霧用ステロイドで治療を開始．くしゃみ，鼻漏，鼻閉が解消し，集中力も高まった．

文 献
1) 馬場駿吉，ほか：小青竜湯の通年性鼻アレルギーへの効果．耳鼻臨床，88，(3)：389-405，1995.
2) Ikeda Y，et al.：Anti-inflammatory effects of mao-bushi-saishin-to in mice and rats．Am J Chin Med，26(2)：171-179，1998.

10 気管支喘息

私の診療スタイル

- ガイドラインに従った治療を基本とする．
- 発作時には麻杏甘石湯などの麻黄製剤を併用する．
- 発作時および寛解期には柴朴湯を併用することがある．

漢方薬の選び方・使い方

　小児気管支喘息の治療は，日本小児アレルギー学会の「小児気管支喘息治療・管理ガイドライン」に沿って行うが，漢方薬は，積極的に症状を根治する方法と，体質を改善する方法の2つの側面を持つ．

　発作時の第1選択薬は麻杏甘石湯で，咳がひどく，口渇や発汗，熱感などがある場合に用いる．水様性の喀痰，鼻汁，くしゃみなどを伴う場合には小青竜湯を用いる．いずれも麻黄製剤であるため，胃腸虚弱で服用後に食欲が減退するような場合には適さない．

　柴朴湯は，小柴胡湯と半夏厚朴湯を合わせたもの．乾性咳嗽にはあまり適さないが，その他のほとんどの喘息に適用される．臨床的にテオフィリン製剤の体内動態に影響しないという報告がある．

　抗アレルギー薬との併用は可能である．麻黄は β 受容体刺激作用をも

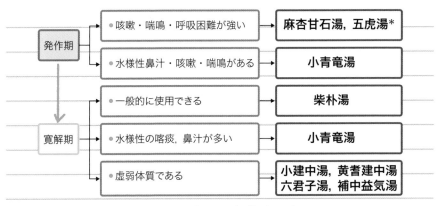

*五虎湯＝麻杏甘石湯＋桑白皮であり，作用はほぼ同様と考えてよい

つので，同じ作用をもつ気管支拡張薬と併用する際には，それぞれの副
作用に注意を払う．

処方例

• 6歳男児　体重19 kg

麻杏甘石湯　1回1包（2.5 g）　1日2回　14日間

気管支喘息発作が頻回に起こり呼吸困難
近医より処方：気管支拡張薬，テオフィリン製剤，抗ロイ
コトリエン薬

処方例

• 3歳女児　体重14 kg

小青竜湯　1回1包（2.5 g）　1日2回　14日分

喘息に加え，寒い日や季節の変わり目にはくしゃみや鼻水．
併用薬：ケトチフェンドライシロップ，プランルカストド
ライシロップ

第1選択薬の副作用

麻黄含有製剤の副作用（p.24参照）である．柴朴湯の重大な副作用には，偽アルドステロン症，ミオパチー，肝機能障害がある．その他の副作用として，発疹，蕁麻疹などの過敏症，口渇，食欲不振，胃部不快感，腹痛，下痢，便秘などの消化器症状，頻尿，排尿痛，血尿，残尿感，膀胱炎などの泌尿器症状がある．

症 例

気管支喘息に麻杏甘石湯が有効だった症例

5歳女児．感冒，低気圧をきっかけに喘息発作が出る．抗ロイコトリエン薬を日頃から服用中．次第に発作を頻回に起こすようになり，なおかつ重症化し点滴まで受けないと発作が止まらず夜眠れないようになった．発作時に当院受診．麻杏甘石湯1回1包（2.5 g）1日2回 7日間を追加したところ1～2日で発作が落ち着くようになった．以後，咳嗽が始まったら麻杏甘石湯をすぐ服用することにより，発作を起こしても点滴処置が不要となった．

気管支喘息，花粉症の合併に小青竜湯，五虎湯が有効だった症例

9歳男児．例年イネ科花粉症から喘息発作を起こす．イネ科花粉症に対しフェキソフェナジンを服用中．登下校で花粉症が悪化して喘息発作を起こした．夕方外来受診．中等度の発作のため気管支拡張薬の吸入を開始．吸入で喘鳴はほぼ治ったが，水様性鼻汁が多く，痰がからんでいる．

小青竜湯1回1包（3 g）1日2回7日間を追加した．翌日症状は悪化しないが，湿性咳嗽も夜間に見られたため五虎湯を追加した．4〜5日で症状は軽快し内服を終了した．

データ

小児気管支喘息に対する小青竜湯の効果に関する研究[1]

　26名（2〜23歳，男子12例，女子14例）の喘息患児に小青竜湯7.5 gを1日3回に分け食前または食後3ヵ月以上投与した．軽症10例，中等症10例，重症6例，タイプは季節型9例，通年型15例，不定2例であった．結果は有用以上66.7％，やや有用以上85.7％であった．重症例よりも中ないし軽症例に有用という結果であった．

小児気管支喘息に対す柴朴湯の効果に関する試験[2]

　柴朴湯投与群（22名）にはツムラ柴朴湯エキス顆粒2.5 g（7歳未満），5 g（7歳以上）2×8〜12週間投与した．トラニラスト投与群（21名）では，5 mg/kg 2または3×4〜12週間を投与した．両群とも5週以降，大発作はみられず，中発作の回数も全期間を通じて両群間に有意差はなかった．小発作の回数はトラニラスト群が少なかった．発作の状況では，4〜6週ではトラニラスト群が有意に発作点数の減少を示したが，11〜12週では柴朴湯群が有意に発作点数の減少を示し，全体的に両薬剤の間に差はないと考えられた．

文 献

1) 小田嶋博，ほか：小児気管支喘息に対する小青竜湯投与経験―体質ないし証と適応に関しての柴朴湯投与経験との比較考察．日小児アレルギー会誌，2，1：36-40，1988.

2) 伊藤節子，ほか：小児気管支喘息の治療における柴朴湯の効果について―トラニラストとの比較試験・多施設共同研究結果について．基礎と臨床，26，(9)：3993-3998，1992.

11 便 秘

私の診療スタイル

- 原因となる疾患や奇形の有無を確認する.
- 原因が特定できない特発性の場合,第1選択薬は小建中湯.
- 小児で大建中湯が用いられることもある.
- 食事などの生活習慣の改善も同時に行う.

漢方薬の選び方・使い方

　小建中湯は膠飴が含まれ,小児にはとても飲みやすい漢方薬である.も
ともと虚弱者,虚弱児の腹痛に用いられ,長期服用により体が丈夫にな
ることが期待できる体質改善薬である.適応疾患は①腹痛を主訴とする
場合,②疲労倦怠,動悸,息切れを主訴とする場合がある.応用として
虚弱者の腹痛,便秘などがある.古くは"建中湯"といえば小建中湯を指
していたらしい.腹の中を建て直す湯剤を建中湯と呼ぶのである.最近
は小建中湯に含まれる膠飴が腸内細菌叢に好影響を与え,小児のアトピー
性皮膚炎,気管支喘息などの症状を改善する可能性が示唆されている.
小児の便秘にはまず小建中湯を2週間試す.腹痛,下痢がなく排便がコン
トロールできるかを判断し,2～3ヵ月以上の長期内服を必要とすること

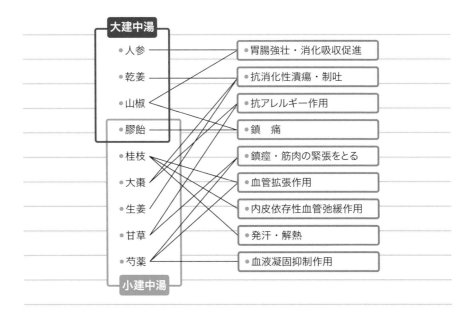

　もある．小建中湯は大きな禁忌もなく使いやすい．

　大建中湯は消化管運動促進作用をもつが，動物実験では薬剤で誘発した過剰な消化管運動を抑制する効果も示されている．また，消化管の血流増加作用や抗炎症作用もある．直腸の知覚を改善する効果もあるので，低下した便意を改善できる．痩せていて冷えによる腹痛やガス貯留による腹部膨満感が強い場合に用いるとよい．少量の酸化マグネシウムと併用すると，効果が高まる．

処方例

- 小児便秘症（直腸奇形手術直後および慢性便秘）

大建中湯　0.3 g/kg/日　1日3回　90日間

● 9歳　30kg　食が細く疲れやすい.

小建中湯　5〜10g/日　1日3回　14日間

2週間程度処方し継続服用できるかどうかを確認.

第1選択薬の副作用

　小建中湯の副作用には，発疹，発赤，かゆみなどの皮膚症状がある．まれに重大な副作用として偽アルドステロン症，ミオパチーがある.

　大建中湯は，肝機能に障害がある場合には慎重に投与する．副作用発生頻度調査では3,269例中64例（2.0%）で副作用が報告された．重大な副作用としては，間質性肺炎，肝機能障害・黄疸があるが頻度は不明である．その他の副作用として，過敏症，肝機能数値の上昇，腹痛，胃部不快感などの消化器症状がある.

症 例

小建中湯が腹痛を伴う便秘に奏功した症例

　8歳男児．1ヵ月前から腹痛，頭痛，胃痛があり，便秘も認められた．排便は2日に1度．血液検査などでは異常なし．生活習慣を整えると共に，小建中湯5g/日，分2を処方したところ改善され，3ヵ月で服薬を終了した.

口臭を伴う便秘に小建中湯が有効であった1例

　7歳男児．2歳頃から口臭が気になる．内科的に異常なく，歯科受診で齲歯などもない．便秘があり排便は2日に1回．時々腹痛を訴え，嘔吐を伴うこともある．小建中湯1回2.5ｇ　1日2回　1ヵ月内服後，ほぼ毎日排便があり，口臭が気にならなくなった．2ヵ月後，排便が悪い時があり，小建中湯を1日3回に増量すると排便あり．4ヵ月内服して症状が消失したため終診となった．

長期間困っていた便秘に漢方薬が奏功した1例

　11歳男児．4歳から便秘があり他院を受診していた．酸化マグネシウム，ピコスルファートナトリウム水和物製剤，浣腸処置などを行ったが改善されず．普段は3週間に1回排便．食欲不振，不眠，嘔吐などの症状を伴い，経過が長いため当院受診．痩せ型，手足が細く，腹直筋の緊張が目立つため小建中湯1回2.5ｇ　1日3回で内服を開始した．2週間後再診，「調子がいい，1週間に5回便が出る」と改善がみられた．6週間経過した時点で内服を中止し，症状が元に戻らないことを確認して治療中止となった．

データ

小児慢性便秘に漢方薬が奏功した比較試験 [1]

　器質的疾患を有さない小児便秘症患児98例（乳児10例，幼児48例，小学生27例，中学生13例）を対象とした試験．漢方薬は，大建中湯46例（0.3ｇ/kg，最大量15ｇ），小建中湯23例（0.8ｇ/kg，最大27ｇ），三黄瀉心湯9例（3カプセル）を3回に分けて，食前に服用した．1〜2週間後の評価では，大建中湯では「改善」が51.3%，「やや改善」は15.4%であった．

小建中湯ではそれぞれ73.8％と10.5％，三黄瀉心湯ではそれぞれ62.5％と12.5％であった．漢方薬では，服用終了後も40％以上で良好な排便が維持された．

文 献
1) 村松俊範，ほか：小児便秘症に対する薬物治療の効果－主として漢方薬の有用性について．日小外会誌，35，1：11-15，1999.

12 腹 痛

私の診療スタイル

- 器質性疾患を除外する.
- 小児の腹痛には芍薬甘草湯が使いやすい.
- ストレスやウイルス感染による腸管の痙攣には芍薬甘草湯および芍薬甘草湯を含む桂枝加芍薬湯, 桂枝加芍薬大黄湯, 小建中湯, 柴胡桂枝湯が有効である.
- 腸管の冷えからくる腹痛には人参湯, 真武湯を使う.
- 逆流性食道炎や機能性ディスペプシアの第1選択薬は茯苓飲合半夏厚朴湯, 六君子湯.
- 過敏性腸症候群の第1選択薬は, 便秘型では桂枝加芍薬湯, 下痢型では半夏瀉心湯.
- 心療内科的なアプローチも必要.

漢方薬の選び方・使い方

　小児で腹痛をきたす疾患は多く, ①血行障害, 血管病変, ②炎症に伴う腹痛, ③機能性腹痛, ④原因不明の腹痛などに分類される.

過敏性腸症候群と漢方薬

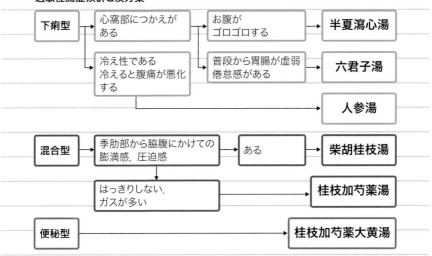

大建中湯と小建中湯の使い分け

	人参	乾姜	山椒	膠飴	桂枝	大棗	生姜	甘草	芍薬
		大建中湯				小建中湯			
胃腸強壮・消化吸収促進	●		●						
抗消化性潰瘍・制吐		●				●		●	
抗アレルギー作用						●		●	
鎮痛			●	●					
鎮痙・筋肉の緊張をとる								●	●
血管拡張作用					●				●
内皮依存性血管弛緩作用					●				
発汗・解熱					●				
血液凝固抑制作用									●

①の血行障害，例えば腸重積や絞扼性腸疾患，②の炎症に伴う腹痛として急性虫垂炎の腹痛には漢方薬の効果は高くない．

漢方が得意な腹痛は③の機能性腹痛の中でも消化管の冷えから腹痛，下痢が起こるものや，ストレスやウイルス感染による腸管の痙攣性の痛みであろう．年齢が進むにつれ胃食道逆流症，機能性ディスペプシア，過敏性腸症候群などが見られる．これらは成人に使う漢方薬と大きく変わらない．

逆流性食道炎や機能性ディスペプシアでは，一般的に六君子湯が用いられる．成人ではあるが，これらの疾患に有効であるというエビデンスは多い．

過敏性腸症候群には便秘型，下痢型，混合型があり，漢方薬が有効であることが経験的に知られている．桂枝加芍薬湯は，胃腸虚弱に用いられる桂枝に，平滑筋の緊張を和らげ，鎮痛・鎮痙作用のある芍薬が加えられており，混合型に適する．瀉下作用のある大黄を加えた桂枝加芍薬大黄湯は，便秘型に用いられる．

半夏瀉心湯は，半夏が交感神経刺激作用をもつエフェドリンを含み，黄芩に含まれるバイカレインはヒスタミンによるプロスタグランジンE_2生成を抑制するという研究結果があるため[1]，止痢整腸薬として用いられる．

便秘型ではセロトニン4受容体刺激薬，下痢型ではロペラミド塩酸塩などの西洋薬と併用することができる．また，これらの症状は心療内科的要因との関連も大きいが，上記の漢方薬は抗うつ薬との併用にも問題はない．

処方例

- 5歳男児　ストレス性腹痛

  芍薬甘草湯　1回1包(2.5 g)　1日2回　7日間

処方例

- 15歳女子　感染性胃腸炎

  桂枝加芍薬湯　1回1包(2.5 g)　1日3回　5日間

処方例

- 2歳男児　反復性臍疝痛

  小建中湯　1回1包(2.5 g)　1日2回　14日間

✓

第1選択薬の副作用

　桂枝加芍薬大黄湯では，主な副作用として，発疹，発赤，かゆみ，食欲不振，腹痛，下痢などが報告されている．まれに重大な副作用に，偽アルドステロン症やミオパチーがある．半夏瀉心湯の重大な副作用としては，間質性肺炎，肝機能障害・黄疸がある．他に，蕁麻疹などの過敏症がある．これらの副作用は，いずれも頻度不明である．

✓

症 例

過敏性体質に伴う腹痛に小建中湯が奏効した1例

　3歳男児．保育園に登園するようになってから腹痛を訴えるようになっ

た．近医で検査を受けるも異常なし．血色がすぐれず元気がない．夕方には疲れて早く寝てしまうこともある．診察上，両腹直筋の緊張が目立ち，おなかを触るとくすぐったがる．小建中湯1回1.25g 1日2回で2週間処方した．服用後3日目から腹痛は軽快した．続けて服用したところ，食欲も増し，血色が良くなり元気も出てきた．1ヵ月後には全く腹痛はなくなった．

ストレスによる腹痛に柴胡桂枝湯

　15歳男性．高校受験を前に腹痛が起こるようになった．内科を受診したが特に異常はなく，ストレスのせいだろうと言われた．症状が変わらず当院受診．腹診で心窩部に強烈な圧痛があり，飛び上るほどである．腹直筋の緊張も強く，右下腹部に圧痛がある．柴胡桂枝湯を1回2.5g 1日3回,1週間処方した．内服した翌日から腹痛は止まり，圧痛も軽快した．柴胡桂枝湯を飲むと普段から精神的に緊張しなくなり，かぜもひかず元気に登校できるようになった．

冷えからくる腹痛に人参湯が有効であった1例

　6歳女児．冬になると決まって腹痛を訴える．発熱，嘔吐，下痢なし．近医で鎮痛薬を処方され頓服で飲んでいる．よく話を聞くと夏に冷たいものを摂取した後は腹痛が起こるという．腹部を診察すると皮膚が冷えており,臍から下腹部が特に冷えが目立つ．これに対して人参湯1回2.5g 1日2回 7日間処方した．飲み始めて次第に冷えが改善され腹痛を訴えなくなった．冷える状況があれば，いつでも飲んで良いと指導した．

神経症状もある腹痛を桂枝加芍薬湯で治療した症例

15歳男子．腹痛，下痢に加え，頭痛やめまいもあり，適応障害と診断されている．桂枝芍薬湯5.0g，分2で処方．1ヵ月で腹痛は減少したため，他の漢方薬に切り替え他症状の治療に移行した．

虚弱体質・過敏体質に小建中湯

13歳男子，テニス部．4週間前から上腹部痛が始まった．2週間前から吐き気が止まらない．嘔吐なし．1日に2回軟便あり．市民病院を受診し胃薬を処方されるも症状は変わらず．近医（内科）を受診．胃カメラを受けるも異常なし，鎮痛薬を飲むも上腹部痛は改善せず．当院初診．発熱なく，元気はまあまあ．ハキハキと受け答えをするタイプではない．朝起きがつらく，学校にもあまり行きたがらない様子．食欲なく夜のみ消化の良いものを食べる程度，登校してもすぐ早退してくる．腹診にて両腹直筋の緊張著明．過敏体質と考え小建中湯を2週間処方．さらに心窩部に圧痛がある時は半夏瀉心湯を追加で飲むように指示した．2週間後の再診では，「下痢，胃痛は止まった」とのことであった．

文　献
1) 中畑則道，ほか：天然由来物質バイカレインによるmitogen-activated protein kinase（MAPK）カスケードの抑制．日薬理誌．114：215-219．1999.

13 頭 痛

私の診療スタイル

- 基礎疾患の有無を確認する．
- 発熱を伴う場合は急性上気道炎，インフルエンザ，発熱を伴わない場合は，筋緊張性，片頭痛，自律神経失調症，心因性，起立性調節障害による頭痛を考慮する．
- 低気圧に伴う頭痛には五苓散．
- 緊張性頭痛には葛根湯または柴胡桂枝湯．
- 片頭痛の第1選択薬は呉茱萸湯．五苓散も使われる．
- イブプロフェンなどと併用可．
- 頭痛の原因が1つでないことも多く，特に慢性頭痛では病態や背景を再度把握した上で，適した漢方薬を選択する．

漢方薬の選び方・使い方

　発熱を伴う時は葛根湯，麻黄湯を選択する．

　小児の頭痛で最も多く見られるのは筋緊張性頭痛である．葛根湯，柴胡桂枝湯を用いる．ストレスやテレビ，テレビゲームなどの影響大きく，塾や習い事で多忙な生活を送っていると筋肉の緊張を強いられるのは推測できる．

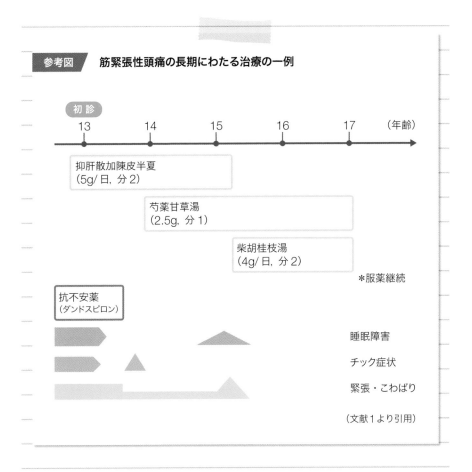

参考図 筋緊張性頭痛の長期にわたる治療の一例

（文献1より引用）

呉茱萸湯は，日本頭痛学会の「慢性頭痛の治療ガイドライン2013」では慢性頭痛と緊張型頭痛，「繰り返す子どもの痛みの理解と対応ガイドライン−小児心身医学会ガイドライン集」（2015年）では頭痛と片頭痛に対する薬剤として紹介されている．呉茱萸湯に含まれるエボジアミンは，痛みの受容に関与するイオンチャネルであるTRPV1を介した鎮痛効果が動物実験で立証されており，二重盲検やクロスオーバー試験などで高いエビデンスを得ている．

ほかに，末梢循環の改善や血管の拡張による放熱の効果も認められている．

　五苓散が効果的な頭痛の特徴として，「雨が降る前に悪化する」こと，すなわち気圧の低下に伴う頭痛であることが報告されている[2]．この研究の著者らは，気圧が下がり始めると組織液中の水が脈管から漏出し，ミクロレベルの脳浮腫を起こすことが原因ではないかと考察している．五苓散の成分である白朮や茯苓には利尿効果があり，水分代謝を調節する．トリプタン製剤やイブプロフェンなどの鎮痛薬と併用することができる．

　半夏白朮天麻湯は，胃腸虚弱で冷えがあり，持続性であまり激しくない頭痛，頭重感，めまいに使う．小児では起立性調節障害に用いる．

　小建中湯は虚弱体質で疲れやすい，便秘や腹痛を訴える場合によく使われるが，最近ではアレルギー性疾患などにも応用されている．起立性調節障害に伴う頭痛にも有効である．

処方例

● 7歳男児　筋緊張性頭痛

葛根湯　1回（2.5g）　1日2回　7日間

処方例

● 13歳女子　低気圧に伴う頭痛

五苓散　1回1包（2.5g）　10回分
頭痛時に頓服で使用．1回最高5.0gまで可能とした

処方例

● 15歳男子　心因性頭痛

柴胡桂枝湯　1回1包（2.5g）　1日2回　14日間

> **処方例**
>
> ● 6歳男児　慢性副鼻腔炎に伴う頭痛
>
> **辛夷清肺湯　1回1包（2.5g）　1日2回　14日間**

✓
第1選択薬の副作用

　呉茱萸湯，五苓散とも，主な副作用は発疹，蕁麻疹，体のだるさ，肝機能数値の上昇がある．重大な副作用の報告はない．

✓
症 例

緊張性頭痛を柴胡桂枝湯で治療した症例

　14歳男子．陸上部で活発に動いている．中学2年になってから頭痛，肩こり，腹痛がひどくなり，小児科で診察を受けるも異常なし．痩せ型で疲れやすく，神経質．頭痛が頻回となり学校を休みがちになってきた．腹診で心下痞鞕，両腹直筋の緊張著明あり．柴胡桂枝湯1回2.5g 1日2回を開始した．2週間経過した頃から頭痛を訴える回数が減った．同時に訴えていた肩こり，腹痛も消失した．中学3年の高校受験の当日朝まで内服を続けた．

慢性頭痛に半夏白朮天麻湯が有効であった1例

　9歳女児．半年前から時々頭痛を訴えるようになった．嘔気を伴うため母親が五苓散を数回試したが無効．食欲は少なく，元気は今一つ，早起きは苦手，倦怠感が漂う．半夏白朮天麻湯1回2.5g1日2回で開始した

ところ2週間で頭痛がなくなり，食欲が増し元気が出てきた．以後，頭痛が目立つときに適宜内服している．

過敏体質に伴う頭痛に小建中湯が奏効した症例

10歳男児．8ヵ月前から頭痛が始まった．痛みに波があるがずっと痛い．嘔吐なし．近医で解熱鎮痛薬を処方されるも頭痛が持続．痩せ型，腹診で両腹直筋の緊張が目立つ，くすぐったがる．小建中湯1回5g1日2回で開始したところ3日目から頭痛が治まった．1ヵ月続けて内服したが，一度も解熱鎮痛薬は飲んでいない．同時に悩んでいたアレルギー性鼻炎の鼻汁も減った．3ヵ月間内服して症状が再発しないのを確認して処方中止となった．

データ

五苓散で片頭痛が改善した症例 [3]

13歳男子．前兆のない片頭痛でめまい，嘔吐もある．五苓散5g，分2を朝夕食前に服用．頭痛が起こったときには五苓散5gを頓服使用．3ヵ月後には改善し，以後は五苓散2.5gの頓服のみとなった．

五苓散と呉茱萸湯で頭痛が軽減した症例 [4]

13歳男子．49.5kg．小学校低学年時に慢性頭痛とめまいで来院し，五苓散で治癒した．中学校入学後に再発．アセトアミノフェン治療でも効果がなかった．再び五苓散で2週間治療を行ったが軽快せず，手足の冷えや頭痛時の嘔吐があったため呉茱萸湯7.5g分3に変更した．8週間後には頭痛は軽快し，その後も治療を続けているが経過は良好である．

文 献

1) 木許泉：学校生活におけるストレス症状，緊張性頭痛に柴胡桂枝湯が奏効した症例 phil漢方，61：8-9，2016.

2) 灰本元：慢性頭痛の臨床疫学研究と移動性低気圧に関する考察：フィト，1：8-15，1999.

3) 來村昌紀，並木隆雄，関矢信康，他：小児偏頭痛および小児周期性症候群における漢方治療の有用性．日東洋医誌，62，4：574-583，2011.

4) 野上達也：漢方頻用処方解説 呉茱萸湯②，ラジオNikkei 漢方トゥデイ：2011年9月14日放送.

14 口内炎

✓ 私の診療スタイル

- 難治性口内炎の第1選択薬は半夏瀉心湯．
- 局所鎮痛には桔梗湯．
- うがいをしてから飲み込む．

✓ 漢方薬の選び方・使い方

　再発を繰り返す難治性の口内炎には，漢方薬の効果が高いことが知られている．

　小児の口内炎の原因には，歯で傷つけるなどの刺激，ウイルス感染，カンジダ菌，アレルギーなどがある．半夏瀉心湯は急性期に用いられ，構成薬である乾姜に含まれるショウガオール，黄芩に含まれるバイカリンのプロスタグランジンE_2産生抑制効果により炎症を抑制するほか，黄連に含まれるベルベリンは潰瘍治癒効果をもつ．また，局所鎮痛作用のある桔梗湯は，甘くて飲みやすいので，うがいを兼ねた使用に適する．服薬のポイントは，半夏瀉心湯，桔梗湯ともに，患部になじませて飲むことである．患部になじませるようううがいをするだけでも十分効果が期待できる．口腔用外用薬と併用は可能である．

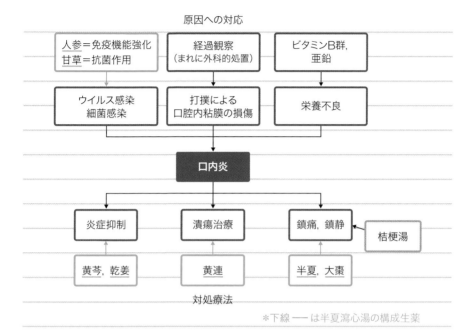

原因への対応

*下線 ── は半夏瀉心湯の構成生薬

> **処方例**
>
> ● 6歳男児　学校行事の疲れによる口内炎
>
> ### 半夏瀉心湯　1回1包(2.5 g)　1日2回　3日間
>
> ＊1包をぬるま湯に溶かし口に含みうがい．3日後には
> 症状軽快

第1選択薬の副作用

　半夏瀉心湯の重大な副作用には，間質性肺炎，偽アルドステロン症，ミオパチーがある．その他の副作用として，発疹，蕁麻疹などの過敏症がある．

　桔梗湯の重大な副作用には，偽アルドステロン症，ミオパチー，肝機能障害や黄疸がある．甘草含有製剤，グリチルリチン酸およびその塩類を含有する製剤のほか，ループ系利尿薬，チアジド系利尿薬との併用には注意する．

症 例

夏かぜ（ヘルパンギーナ）の口内炎

　5歳男児．保育園でヘルパンギーナが流行中．1日前から咽頭痛，口内炎で水分摂取が少なくなった．発熱なし．外来受診時，咽頭後壁，頬粘膜内側に口内炎を認めた．半夏瀉心湯1回2.5 gを1日2回内服した．2日前から口内炎が増えなくなり，4日目から口内炎が消退し始め，7日目には口内炎は消えた．

急性の咽頭痛

　中1女子．吹奏楽部で忙しい．1日前の夜からのどが痛い．発熱なし．桔梗湯1回2.5 gを口に含んでぬるいお湯で溶かしうがいをして患部に当ててから飲んだ．桔梗湯を1回飲むだけで咽頭痛は軽快した．1日3回まで内服しても良いと指導している．

15 湿疹・発赤

私の診療スタイル

- 乾燥性か，湿潤性かを基準とする．
- ジクジクして強いかゆみには消風散，化膿性の場合は十味敗毒湯．
- 塗り薬である紫雲膏を活用．

漢方薬の選び方・使い方

　消風散は，夏になり汗をかくと悪化するタイプの湿疹に用いられ，アトピー性皮膚炎でも夏季には処方されることがある．かゆみが夜間に強くなったり，地図状に赤くなる状態に効果があるが，赤みがなく白い湿疹には効果が薄い．やや速効性がある．ステロイド外用剤と併用可能．

　十味敗毒湯は皮膚疾患に幅広く効果があり，尋常性痤瘡（にきび）や慢性蕁麻疹，フルンクロージズ（癤腫症）の体質改善に有効である．

　紫雲膏は華岡青洲が処方した軟膏である．薬効成分である紫根はシコニン，アセチルシコニンを含み，解毒，抗菌，抗炎症作用がある．刺激性が少ないので，火傷などの外傷にも用いられる．通常乾燥性の皮膚病変に適用とされるが，下記症例のように湿潤性の皮膚病変でも奏功する例がある．独特な匂いがあり，衣類につくと着色するので注意が必要である．

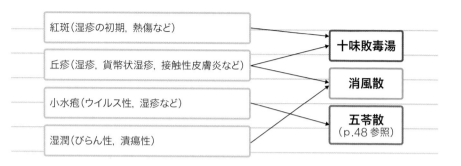

> **処方例**
>
> ● 15歳　皮膚瘙痒症
>
> 消風散　1回1包（2.5 g）　1日3回　14日間

> **処方例**
>
> ● 12歳
>
> 十味敗毒湯　4.0 g/日を2～3回に分割し，
> 食前または食間に服用

> **処方例**
>
> ● 0～6歳児の伝染性膿痂疹
>
> 紫雲膏　50 g　1日2～3回塗布
> ※患部を清潔にしたのち，紫雲膏を1日数回適量を直接患部
> に塗布，あるいはガーゼにのばして貼付する．ガーゼを
> はがすときに，新しくできた皮膚がはがれないよう，多め
> に塗布するとよい．傷に赤みがなくなるまで続ける

✓

第1選択薬の副作用

　消風散の副作用には，蕁麻疹などの過敏症がある．胃腸虚弱の患児では悪心，下痢などの消化器症状があらわれることがある．重大な副作用には，偽アルドステロン症，ミオパチーがある．また，患部が乾燥している皮膚疾患に使用すると，症状が悪化することがある．

　十味敗毒湯の副作用には，蕁麻疹などの過敏症や，悪心，下痢などの消化器症状がある．重大な副作用には，偽アルドステロン症，ミオパチーがある．

　紫雲膏は，皮膚に発疹，発赤，かゆみなどがあらわれたら，使用を中止する．

✓

症 例

乾燥性湿疹に伴う膿痂疹

　6歳女児．乾燥性湿疹で皮膚科を受診しステロイド外用剤，保湿剤を処方されるも改善されず，悪化してきた．頸部，背部の皮膚の乾燥，かゆみがひどい．十味敗毒湯 1回1.25ｇ 1日2回を開始した．1週間内服したら皮膚の乾燥，かゆみが改善し．以後保湿剤を中心にスキンケアを続けている．

手指の膿痂疹

　3歳男児．1歳頃から手足に湿疹があった．1週間前から腹部，右手指に膿痂疹ができた．外来を受診されセフカペンピボキシル塩酸塩5日間，

　十味敗毒湯1.25g 1日2回　7日間処方した．10日後，腹部，右手指の膿
痂疹は消失した．

おむつ皮膚炎に紫雲膏が著効した症例

　7ヵ月男児．細菌性胃腸炎のため，1日10回以上の水様便．数日後おむ
つ皮膚炎になり，市販の外用薬を塗っていた．殿部の皮膚発赤著明，一部
びらん状態になり泣き止まない．市販薬から紫雲膏に切り替え，おむつ
を替えるたびに皮膚に塗ったところ2日目から泣かなくなり，皮膚の発
赤が軽快．びらんも改善した．

16 打 撲

私の診療スタイル

- 第1選択薬は治打撲一方.
- 桂枝茯苓丸は血流を改善する.

漢方薬の選び方・使い方

　治打撲一方に配合されている生薬は，抗血栓作用，末梢血管拡張作用，抗炎症作用，鎮痛作用を持つ桂皮，抗血栓作用，末梢血管拡張作用，鎮痙作用，抗炎症作用を持つ川芎，プロスタグランジン生合成阻害作用を持つ川骨，ステロイドホルモン様作用などを持つ甘草を含む．また，近年フリーラジカルに対する抗酸化作用をもつことが指摘されている[1]．骨折はないが部分的に腫れや痛みや圧痛が強い時には，痛みを改善する薬として効果がある．

　桂枝茯苓丸は血流改善を目的とする処方の代表で，更年期障害などに用いられる漢方薬であるが，打撲などの外傷にも応用されている．桂皮・茯苓・牡丹皮・桃仁・芍薬の5種類の生薬のうち，筋損傷に対しては芍薬の鎮痛・鎮痙作用，牡丹皮・桃仁の血液凝固抑制作用および抗血栓作用が奏効すると思われる．7歳未満は服用しないものとする製品もある．

　湿布薬としては中黄膏があり，市販もされている．

骨折がない部分的な腫れや痛み	血流を改善する処方のため，打撲などの外傷にも応用
● 抗血栓作用 ● 末梢血管拡張作用 ● 抗炎症作用 ● 鎮痛作用 ● プロスタグランジン生合成阻害作用 ● ステロイドホルモン様作用	● 血液凝固抑制作用 ● 抗血栓作用 ● 筋損傷に対しての鎮痛・鎮痙作用
↓	↓
治打撲一方	桂枝茯苓丸

処方例

● 13歳女児　右殿部打撲

治打撲一方　1回1包（2.5 g）　1日2回

＋

桂枝茯苓丸　1回1包（2.5 g）　1日2回

14日間

第1選択薬の副作用

　治打撲一方は，まれに重大な副作用として偽アルドステロン症，ミオパチーがあらわれることがある．その他の副作用として，発疹，発赤などの過敏症，食欲不振，胃部不快感などの消化器症状がある．

　桂枝茯苓丸では，主な副作用として，発疹，発赤，かゆみなどの過敏症，食欲不振，胃部不快感，下痢などの消化器症状が報告されている．まれに重大な副作用として肝機能障害がある．

症 例

自転車で転倒した外傷を治打撲一方と桂枝茯苓丸で治療した例 [2]

　5歳女児．自転車で転倒し，自転車と地面の間に指を挟んだ．腫れや皮下出血があったので治打撲一方と桂枝茯苓丸を処方．2日後には腫れがひき，5日間服用して終了した．

文 献

1) 中永士師明：治打撲一方の服用による酸化度・抗酸化力の変化について．日東洋医誌．61，6：847-852．2010．
2) 中島俊彦：ツムラ漢方スクエア300号記念特別インタビュー

17 熱中症

私の診療スタイル

- 予防の指導を第一とする．
- 予防のため早期から用いるとよい漢方薬は清暑益気湯．
- 発症後には五苓散を使用する．

漢方薬の選び方・使い方

　乳児は体に占める水分の割合が高く，また小児期には汗腺の発達が不十分なので，熱中症にかかりやすい．基本的には水分補給を十分に行うなどの予防策が重要であるが，漢方薬では清暑益気湯が熱中症予防に効果があるとされる．名前から推測できる通り「夏の漢方薬」であり，暑さによる食欲不振，全身倦怠感などに対して処方され，目安となる症状は熱感，口渇，軟便，尿量減少などである．成分である蒼朮には利尿，発汗作用，人参，黄耆には汗腺機能を回復させる効果がある．黄柏は深部体温を下げ，当帰は血流を改善する．

　熱中症を発症した場合には，通常の医療的対応が基本となるが，五苓散は補助的な効果がある．高温環境で活動する際には予め服用してもよいし，軽い熱中症（頭痛，吐気，嘔吐）のような症状があらわれた時点で

真夏に使える漢方薬

| 夏バテ | ➡ | **補中益気湯** |

| 熱中症予防 | ➡ | **清暑益気湯** |

| • 軽い熱中症
• 熱中症治療の補助 | ➡ | **五苓散** |

服用することもできる.

処方例

• 15歳男子　体重63 kg

清暑益気湯　1回1包(2.5 g)　1日3回　14日間
※予防的に前日から内服を開始できる

処方例

• 6歳男児　体重20 kg

五苓散　1回1包(2.5 g)　1日2回　7日間
※予防的に前日から内服を開始できる

第1選択薬の副作用

清暑益気湯は，重大な副作用として偽アルドステロン症，ミオパチーがある．その他の副作用として発疹，蕁麻疹，食欲不振，胃部不快感，悪心，下痢などがある．

五苓散の副作用はp.49参照．

症 例

部活後の熱中症に五苓散を用いた症例

14歳男子．体重46 kg．8月にサッカー部の合宿から帰宅後37.8℃の発熱．頭痛，悪心，嘔吐，軟便もみられた．翌日来院．五苓散を1日3回処方．翌日には解熱し，ほかの症状も軽快した．

五苓散と清暑益気湯でⅡ～Ⅲ度の熱中症を治療した症例

14歳男子．熱感，頭痛，悪心．五苓散を服用すると排尿があった．その後，清暑益気湯を服用すると，翌日には症状が軽快した．

18 夜泣き

私の診療スタイル

- 器質的疾患の有無を確認する．
- まず生活指導から始める．
- 第1選択薬は抑肝散，次は甘麦大棗湯．

漢方薬の選び方・使い方

　西洋医学には，重症例に抗不安薬が処方される以外には治療法がなく，漢方治療が受け入れられやすい症状の1つである．まず抑肝散を処方し，十分な効果が得られなければ甘麦大棗湯に変更する．

　近年では認知症の周辺症状（BPSD）緩和に効果があるとして注目されている抑肝散がある．抑肝散は神経終末シナプス小胞からのグルタミン酸の過剰放出を抑制する．また，シナプス終末から放出されたグルタミン酸を細胞内に取り込み，細胞外グルタミン酸濃度を減少させる輸送体の活性を高める．これらの作用により，細胞外グルタミン酸濃度の上昇を抑制し，神経細胞の異常な興奮を抑えると考えられる．また，BPSDとセロトニン神経系の脳内における機能低下に関連が示唆されており，抑肝散は，①セロトニン1A（5-HT$_{1A}$）受容体に対するパーシャルアゴニスト作

用,②アップレギュレーション作用,③セロトニン2A (5-HT$_{2A}$) 受容体に対するダウンレギュレーション作用を有し,神経活動の興奮を抑制する.その結果BPSDに効果を発揮すると考えられている.

甘麦大棗湯は甘く,子どもにも飲みやすい.夜泣き,ひきつけ(熱性けいれん)に効果があるとされ,幼児用として処方されている.夜泣きと同様に小児神経症の症状とされる憤怒けいれん(泣き入りひきつけ)でも,漢方薬が処方されることが少なくない.

処方例

- 小児への処方

  抑肝散(1包2.5 g)
  2歳まで1包 分2〜3,
  3〜6歳1.5包 分2〜3,
  7歳以上2包 分2〜3　14日分

処方例

- 小児への処方

  甘麦大棗湯(1包2.5 g)
  2歳まで1包 分2〜3,
  3〜6歳1.5包 分2〜3,
  7歳以上2包 分2〜3　　14日分

第1選択薬の副作用

　抑肝散には，まれに重大な副作用として間質性肺炎，偽アルドステロン症，ミオパチー，横紋筋融解症，心不全，肝機能障害がある．その他の副作用として，発疹，発赤，瘙痒，胃部不快感，倦怠感，眠気などがある．

　甘麦大棗湯の重大な副作用には，偽アルドステロン症，ミオパチーがある．甘草の含有量が多いため，特にこれらの副作用には注意し，電解質の検査を行うようにする．

症 例

夜泣きに抑肝散が有効だった1例

　1歳女児．保育園で昼寝ができなかった．その日の深夜0時から急に夜泣きが始まった．朝まで泣いたり，泣き止んだりを繰り返した．その後同様に夜泣きが続くため外来受診．もともとカンが強く，自分にとって嫌なことがあると興奮して大きな声を出す．発達は正常．抑肝散1回1g 1日2回で2週間内服したところ，1週間経過した頃から夜泣きがなくなった．2週間飲み切って経過をみた後，内服を中止とした．

夜泣きに甘麦大棗湯が奏効した1例

　3歳女児．双胎第2子．2週間前から突然かんしゃくを起こし，キーキーと騒ぐようになった．保育園に入り環境の変化に対応できていない様子あり．全身状態は良好．甘麦大棗湯　1回2.5g 1日2回で2週間内服した．

以後夜泣きはまったく起こっていない．

データ

夜泣きを抑肝散と甘麦大棗湯で治療した複数の症例 [2]

　夜泣きに対して漢方治療を行った26例について，保護者から治療効果の評価を得た．まず抑肝散を投与したところ，服用できなかった7例を除く19例中，「よく効いた」または「まあまあ効いた」との回答が10例であった．抑肝散が奏功しなかった9例に抑甘麦大棗湯を投与したところ，4例で効果がみられた．

文 献
1) 日本小児心身医学会薬事委員会（石崎優子，深井善光，永井章），関西医科大学小児科学講座
　心身症グループ（石崎優子，内田祐子，小林穂高，他）：不安・不眠・夜泣きを訴える子ども
　への薬剤リスト．日本小児心身医学会．（http://www.jisinsin.jp/documents/yakuzai-list.pdf）
2) 村社歩美：第39回千葉東洋医学シンポジウム，演題発表，2014

19 夜尿症

私の診療スタイル

- 尿路奇形, 脊髄疾患などの基礎疾患の有無を確認する.
- 生活指導やアラーム療法で改善しない場合には薬物治療となる.
- 漢方薬では抑肝散, 小建中湯に効果が期待される.
- 抗利尿ホルモン製剤と併用できる.

漢方薬の選び方・使い方

　抑肝散は, 夜泣きの項で述べたグルタミン酸に対する作用とともに, セロトニン受容体への作用ももつことが動物実験で証明されており, これが抗不安作用や睡眠の改善をもたらしていると考えられる. 成人の不眠症にも処方される漢方薬である.

　小建中湯は, 成分である芍薬に筋緊張をほぐす効果があり, 桂皮や生姜は身体を温める. また, 大棗や膠飴は消化器系のはたらきを高めるとされる. これらの効果により, 冷えや消化不良を防ぎ睡眠を深くする.

> **処方例**
>
> 抑肝散　1回1包（2.5 g）　夕食時　14日分

> **処方例**
>
> ● 6〜12歳　アラーム療法や抗利尿ホルモン療法が
>   無効であった男児および女児
>   小建中湯　1回1包（2.5 g）　1日2回　14日分

第1選択薬の副作用

抑肝散の副作用は「夜泣き」の項（p.97）を参照.

小建中湯の副作用は「腹痛」の項（p.73）を参照.

症 例

虚弱児の夜尿症に小建中湯

　7歳男児. ほぼ毎日夜尿があり母親と来院. 本人は夜尿に関してまった
く気にしていない. 夜間の水分制限, 西洋薬を服用したが治らないため
当院受診. 痩せ型, 冷え症, 食欲はあるが食べても体重が増えない, 両
腹直筋の緊張が著明, 両まつげが長い. 小建中湯　1回2.5 g 1日2回 4週
間内服したところ, 週に数回夜尿がない日が出てきた. 3ヵ月内服した時
点で月の半分は夜尿なしとなった. 一進一退を繰り返しながら約10ヵ月
で夜尿は見られなくなった.

データ

夜尿症に対する抑肝散の奏功を示した試験 [1]

　一次性夜尿症（一定の年齢を過ぎても夜尿症が続いているもの）で他の疾患はなく，生活指導でも改善しなかった小児250例のうち，ミニリンメルト®単独療法で十分な改善が得られなかった141例に抑肝散を追加したところ56例で夜尿症が消失した．

夜尿症と睡眠障害に抑肝散が奏功した症例 [2]

　単一症候性夜尿症患者32例に対して，利尿ホルモン薬デスモプレシンの経口投与による治療を行った．デスモプレシンの効果は，夜尿回数が100％減少あるいは1ヵ月に1回未満に減少を「著効（FR）」，夜尿回数が90％減少を「有効（R）」，50〜89％減少を「部分的有効（PR）」，0〜49％減少を「無効（NR）」と評価した．デスモプレシンの投与8週後，FRが12例，Rが2例，PRが10例，NRが8例であり，効果は乏しかった．デスモプレシンの8週間投与でPRおよびNRであった18例全例に睡眠障害がある可能性が示唆されたため，抑肝散2.5gを1日1回就寝前に併用投与した．夜尿回数の改善率は，抑肝散の併用投与4週後，デスモプレシンPR例中6例，NR例中4例，合計10例が著効であった．

小建中湯が夜尿症に有効であった症例 [3]

　軽症から中程度の夜尿症の小児に，0.1〜0.17 g/kgの小建中湯を朝夕2回，3〜6ヵ月服用させた．有効例とやや有効例は20例中8例であった．効果は1〜1.5ヵ月後にあらわれ，膀胱最大容量は投与前の163.6 mLから

投与後は182.1 mLに増加した．有効例では，1週間の夜尿回数が平均4.38日から2.31日に減少した[3]．

文 献
1) 大友義之：小児の難治性夜尿性への対応．Web医事新報, 4725, 2014年11月15日.
2) 大友義之：小児夜尿症に対する抑肝散の効果：漢方医学, 39（3）：164-167, 2015.
3) 飯塚徳男：頻用処方解説　小建中湯②．ラジオNikkei漢方トゥデイ，2015年4月8日.

20 食欲不振

私の診療スタイル

- 原因となる疾患の有無を確認する.
- 消化器疾患があるのか, 心理的要因が背景にあるのかを確認する.
- 胃もたれ, 振水音がある場合は六君子湯, 心窩部鈍痛や慢性的な胸焼けがあれば安中散.
- 不安や抑うつもある場合は加味帰脾湯.
- 原因を問わずとにかく食欲を増進させ食べてもらう作戦なら補中益気湯.

漢方薬の選び方・使い方

　小児, 乳児の食欲不振や体重減少には, まず六君子湯を用いる. しかし, 長期投与で偽アルドステロン症(低カリウム血症)が報告されているため, 漫然と服用を続けるべきではない. 原因となる疾患(機能性ディスペプシア, 過敏性腸症候群など)を確認し, それに対応するようにする. 夏季の季節的な食欲不振, いわゆる夏バテには補中益気湯, 清暑益気湯が有効である(p.92参照).

　発作的な心窩部痛には安中散が有効で, 速効性もある. 市販の多くの漢方胃腸薬の成分になっており, 広く用いられている漢方薬である.

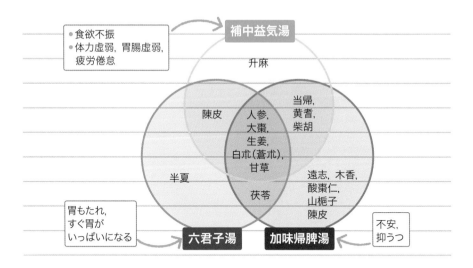

　加味帰脾湯は，虚弱な小児で不眠や不安がある場合に用いられる．マウスでの実験では，神経軸索や神経末端の状態が改善されることが報告されており[1]，神経機能への効果が期待される．

　補中益気湯は虚弱児，感染症罹患後，周期性嘔吐，起立性調節障害の小児に試す価値がある．特に四肢の倦怠感を訴える場合に好適である．また，食欲不振のほかに，全身倦怠感，咳嗽，微熱，動悸，不安などにも対応できる．

処方例

● 13歳男児

　六君子湯　1回1包（2.5 g）　1日3回　14日間

✓ 第1選択薬の副作用

　六君子湯，安中散，加味帰脾湯に含まれる甘草により，まれではあるが重大な副作用として偽アルドステロン症，ミオパチーがあらわれることがある．安中散のその他の副作用として，発疹，蕁麻疹，瘙痒などの過敏症がある．いずれも発生頻度は不明である．

　また，加味帰脾湯の重大な副作用として，山梔子を含むため，長期投与（5年以上）で腸間膜静脈硬化症が起こることがある．他の副作用として，発疹，発赤，瘙痒，胃部不快感，倦怠感，眠気などがある．

✓ 症 例

小建中湯, 六君子湯で虚弱体質, 食欲不振が改善した1例

　4歳女児．生まれつき体格が小さい．検査を受けるも異常なし．食欲が少なく食べても体重が増えない．手足が細く腹部の皮膚は陥凹している．虚弱体質と考え小建中湯を，冷えを訴え，食べるともたれるようなので六君子湯を併用して開始した．小建中湯1回2.5ｇ1日2回，六君子湯1回1.25ｇ1日2回で1ヵ月続けたところ，疲れなくなり，元気で動き回る時間が以前より増えた，体重も増加傾向になった．2年間服薬を継続し，体重増加良好，胃腸の具合もよく食事量が増え，体重増加も見られた．

加味帰脾湯の追加で給食が食べられるようになった中学生

13歳，女子．食事を摂ると下痢をするため，学校のある日は夕食しか食べられず，体重が減少．桂枝芍薬湯や半夏瀉心湯などを処方されたが，下痢は完全には治まらず，不安と給食が食べられない状態は続いた．加味帰脾湯1包を朝・夕2回に分けて服用するようにしたところ，2週間後には腹部症状はまったくなくなり，給食も食べられるようになった．

文献

1) Toda C, et al. : Kamikihi-to (KKT) rescues axonal and synaptic degeneration associated with memory impairment in a mouse model of Alzheimer' disease, 5XFD. Int J Neurosci, 121 : 641-648, 2011.

21 その他の皮膚症状

私の診療スタイル

- 乾燥性湿疹は桂枝加黄耆湯，黄耆建中湯を使って皮膚を潤すことが可能である．
- 細菌感染症に伴う皮疹には抗菌薬，抗アレルギー薬が使用されるが，十味敗毒湯，排膿散及湯の併用によって皮膚の状態が早く改善することが多い．
- 虫刺されにはステロイド外用剤と漢方薬が有効．
- 寒い地域では小児でも凍瘡が見られる．通常は小児には処方しない方がよいと言われるが当帰四逆加呉茱萸生姜湯が奏功する．

漢方薬の選び方・使い方

　桂枝加黄耆湯，黄耆建中湯は皮膚の乾燥に用いる．桂枝加黄耆湯は汗をかきやすい体質に効果がある．黄耆建中湯は虚弱で消化管機能が低下している状態に用いる．腹直筋の緊張が目立つ場合に有効である．

　小児では膿痂疹ができやすい．湿疹，アトピー性皮膚炎，虫刺され，傷などがあり，皮膚を擦過して細菌感染を起こした場合にまず十味敗毒湯

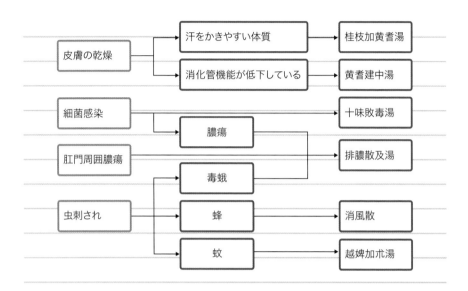

　を使用する．膿瘍を形成した状態になれば排膿散及湯がよい．一部が膿
痂疹，一部が膿瘍であれば両者を半量ずつ併用する．

　排膿散及湯は乳児に見られる肛門周囲膿瘍にも使用できる．小さな膿
瘍はそのまま消退し，大きな膿瘍は自潰して治癒していく．

　虫刺されは虫の種類によって漢方薬を使い分ける．蚊に刺された場合
は越婢加朮湯，蜂は消風散，毒蛾は排膿散及湯が有効である．

　塗り薬として紫雲膏がある．有効成分としてシコニン，アセチルシコ
ンなどを含有し，抗炎症，ヒト β-ディフェンシン3の産生促進による抗
菌作用，創傷治癒促進作用などがあり，熱傷や凍傷などに用いられる．
ただし，化膿している傷口やただれのひどい患部には使用できない．

> **処方例**
>
> - 5歳男児　体重15kg 虚弱，乾燥性湿疹
>
> **黄耆建中湯　1回1包（3g）　1日2回　14日間**

> **処方例**
>
> - 8歳女児　体重25kg 躯幹膿痂疹
>
> **十味敗毒湯　1回1包（2.5g）　1日2回　7日間**

> **処方例**
>
> - 生後4月男児　体重7kg 肛門周囲膿瘍
>
> **排膿散及湯　1回1包（0.7g）　1日2回　14日間**

✓

第1選択薬の副作用

　桂枝加黄耆湯は，まれに重大な副作用に偽アルドステロン症やミオパチーがある．その他の副作用として，発赤，発疹，瘙痒などの過敏症がある（頻度不明）．

　十味敗毒湯の副作用としては，発疹，発赤，かゆみ，蕁麻疹，胃部不快感，悪心，下痢などが報告されている．まれに重大な副作用として，偽アルドステロン症，ミオパチーがある．

症 例

肛門周囲膿瘍に排膿散及湯が著効した乳児例

生後5ヵ月の男児．1ヵ月前から肛門周囲に膿瘍があったが4ヵ月健診で経過観察と言われた．清潔にして様子を見ていたが2日前からサイズが大きくなり，排便時に大泣きをしたため外来を受診した．時計の9時方向に直径8mmの肛門周囲膿瘍があり，穿刺して排膿するほどではないと判断し，排膿散及湯1回1.25g1日2回14日間開始した．5日後膿瘍のサイズが縮小，疼痛なし．2週間後膿瘍は消失した．

乾燥性湿疹，膿痂疹に十味敗毒湯

6歳の女児．数日前から皮膚がかゆくなり引っ掻き始めた．皮膚科を受診しステロイド外用剤と保湿剤を処方され使用．その後も皮膚の乾燥，かゆみが止まらず，特に頸部と背部の皮膚が赤黒くなり，一部色素沈着を認めた．当院を受診され乾燥肌に発生した膿痂疹と診断．オロパタジン塩酸塩，十味敗毒湯1回1.25g1日2回7日間処方した．4日後，「皮膚はピタッとよくなった」．肌は乾燥するもののかゆみはまったくなくなった．十味敗毒湯は7日間で飲み切り処方を中止とした．

凍瘡に当帰四逆加呉茱萸生姜湯だった1例

7歳女児．両趾の凍瘡あり．漢方薬での治療を希望して来院．当帰四逆加呉茱萸生姜湯1回2.5g1日2回4週間．趾は紫雲膏でマッサージをした．2週間後，趾の皮膚の赤黒い紫色からピンク色に変化してきた．4週間後，ほぼ趾は普通の皮膚色に戻り，瘙痒，疼痛は消失した．

110

索 引

111

✓ 著者紹介

中島俊彦 (なかしまとしひこ)

1988年藤田保健衛生大学 (現 藤田医科大学) 医学部卒業．1994年藤田保健衛生大学大学院卒業．医学博士．1994年袋井市立袋井市民病院小児科医長．1996年袋井市立袋井市民病院小児科部長．2005年なかしまこどもクリニック開業．クリニック開業後，井齋偉矢先生の指導を仰ぎ，本格的な漢方治療を始めた．小児を中心に大人までを対象に漢方治療を行い，「臨床第一」「現場主義」をモットーに奮闘中．2012年に設立されたサイエンス漢方処方研究会の一員として「漢方処方」の普及に努めている．

「子ども漢方」診療ノート

2020 年 2 月 1 日　1 版 1 刷	©2020
2022 年 1 月 15 日　　　2 刷	

著　者
なかしまとしひこ
中島俊彦

発行者
株式会社 南山堂　代表者 鈴木幹太
〒113-0034　東京都文京区湯島 4-1-11
TEL 代表 03-5689-7850　　www.nanzando.com

ISBN 978-4-525-47031-9